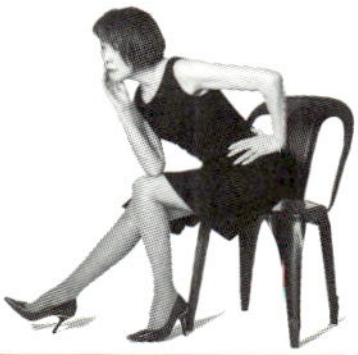

生涯現役
美容ヨガ
ダイエット

吉羽咲貢好 著
Sakuko Yoshiba

Discover

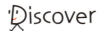

introduction

どこでも10秒〝ながらヨガ〟で美しくヤセて若返る

「ダイエットのためにヨガをはじめたけど、意志が弱くて続けられません」

これは、私の「笑顔咲く咲くヨガ教室」に通ってくださっている生徒のみなさまのいちばんの悩みです。

24年目を迎えた教室で、「生涯、健康なからだで笑顔にあふれた毎日を過ごしてほしい」という想いで、のべ5万人の生徒さまにＳＡＫＵＫＯ式「笑顔咲く咲くヨガ」を指導してきました。しかし、多くの方が、**「私は意志が弱い」**と本音を打ち明けてくださるのです。

たしかに、「家で実践してください」と言ったところで、さまざまな事情で日々忙しく、ヨガをするための時間をわざわざ確保するのは至難の業。

しかし、せっかくのエクササイズも、続けて行わなければ効果は期待できません。私は「どうしたら毎日の習慣としてトレーニングを継続してもらえるのだろうか」「どうしたら身体活動量を増やしてもらえるのだろうか」ということを考え続けました。

そこで考案したのが、本書で紹介する普段の行動をエクササイズにしたＳＡＫＵＫＯ式「どこでも10秒〝ながらヨガ〟」（生涯現役美容ヨガ）です。文字通り、〝洗濯しながら〟〝テレビを見ながら〟など、何かをしながらヨガができるので時間も手間もかからず、おのずと習慣化されていきます。

トイレを〝トイレーニングルーム〟に

「どこでも10秒〝ながらヨガ〟」のなかでも、いちばんおススメなのが「トイレのたびにトレーニングする」という方法です。

合言葉は**「トイレをトイレーニングルーム（トレーニングルーム）に」**。

なぜ、トイレなのでしょうか？　トイレはだいたいひとりで入ります。誰にも見られない、邪魔をされない。何をやってもかまわない、どんなに忙しくても、どこに行っても、必ず入るところだからです。

トイレのたびにSAKUKO式〝ながらヨガ〟をするだけで、ヨガ教室以上の成果になる

1日のトイレの回数はだいたい6回程度です。左の表のとおり、トイレのたびに10秒間のヨガを1日6回行えば、1カ月で30分。トイレのたびに3セット（30秒）行えば、1カ月で90分。**月1回ヨガ教室に通っている時間とほぼ同じくらい**になります。しかも、1カ月に一度だけヨガをやるよりも、毎日少しずつやるほうがはるかに効果的です。

お金と時間をかけて特別なレッスンに通わなくても、日常生活のなかで、「クセ（習慣）」にしてしまえば、どんなに意志が弱くても続けられるのです。

キッチン・お風呂・ソファの上どこでも10秒〝ながらヨガ〟

おもしろいことに、「トイレで10秒ヨガ」さえ続ければ、ほかの〝ながらヨ

ガ”やウォーキング、ストレッチなどのエクササイズもラクに挑戦できるようになります。それは、精神的にも、体力的にも準備が整った状態となるためです。

この本では、朝起きてから寝るまでの日常生活に合わせてできるヨガを紹介しています。**1日に全部やろうとしなくて大丈夫。**まずはP.23からの「トイレで10秒ヨガ」からはじめて、気になる部位のヨガを加えていきましょう。

「トイレのたびにたった10秒ヨガをする」という毎日の小さな習慣から、あなたの未来のからだは驚くほど美しく変わります。

1回あたりのセット数／トイレの回数	10秒×1セット	10秒×2セット	10秒×3セット	10秒×4セット	10秒×5セット
1日5回	50秒／日 25分／月	100秒／日 50分／月	150秒／日 75分／月	200秒／日 100分／月	250秒／日 125分／月
1日6回	60秒／日 30分／月	120秒／日 60分／月	180秒／日 90分／月	240秒／日 120分／月	300秒／日 150分／月
1日7回	70秒／日 35分／月	140秒／日 70分／月	210秒／日 105分／月	280秒／日 140分／月	350秒／日 175分／月

introduction

〝ゆがみ〟と〝筋力低下〟を放置するとおばさん体型に

私たちが生きている現代は、人生１００年時代です。少し前までは人生50年でした。それが瞬く間に倍になったのです。でも、人間のからだは何もしないで１００年間健康でいられるようにつくられてはいません。

歳を重ねると、だんだんとからだが変化していきます。とくに〝ゆがみ〟と〝筋力低下〟が原因となる老化は進んでいきます。

「おばさん体型→おばあさん体型→寝たきり老人」にならないために

「何もしないで、からだの老化を放置しておくとどうなるのか?」ということを想像してみてください。

まずボディラインが崩れていき、下半身が太りやすくなります。いわゆる**おばさん体型**となっていきます。その後の姿をより具体的にイメージするには、街でおばあさんの歩き方を観察するとよくわかります。

からだの内側にある筋肉がどんどん弱っていきます。足を閉じることができなくなるため、開いたままのガニ股になります。そして、外側に体重がかかります。骨盤が後傾して、腰が曲がってきます。からだ全体は前に倒れ、荷物をからだの前で持てなくなるので、カバンなどはからだのうしろ側に下げているはずです。完璧な**おばあさん体型**ですね。

そのままにしておくと、さらには食べ物を呑み込む力も弱くなり、それまで当たり前にできていたことが、だんだんとできなくなります。歩行困難となり、**寝たきり老人**となる未来はすぐそこに待っています。

つまり、おばさん体型を「まぁ、もう年だし、しょうがないか……」と放置すると、おばあさん体型へと進行し、そしてついには寝たきりになってしまうのです。

ゆがみや筋力低下で、からだはこんなに変化する！

おばさん体型になると……

背中が丸くなり猫背の姿勢。歩幅も小さくなり転倒しやすくなります。

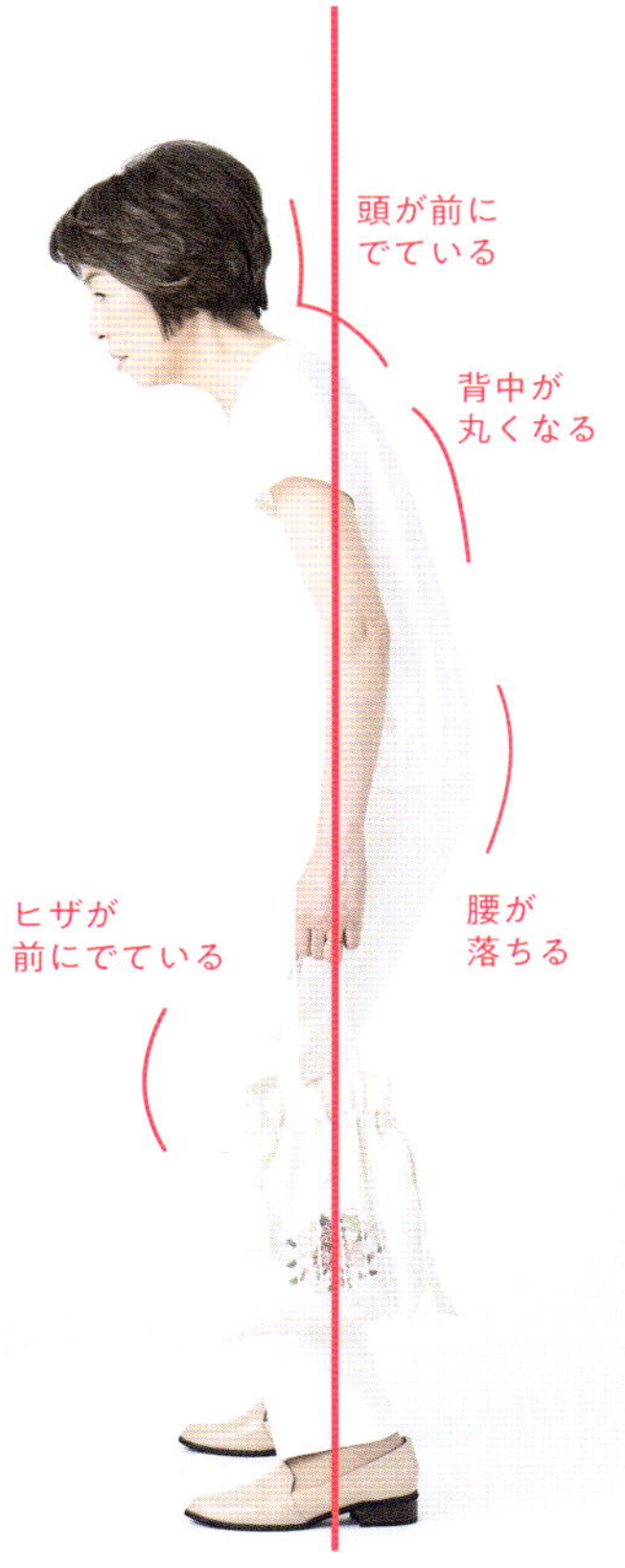

おばあさん体型なると……

骨盤が後傾して、腰が曲がった状態。からだ全体は前に倒れ、バランスをとるために荷物はうしろに持つクセがついてしまいます。

美しい立ち姿とは……

筋力を保ち、ゆがみをとれば、正しい姿勢でいるのも苦になりません。

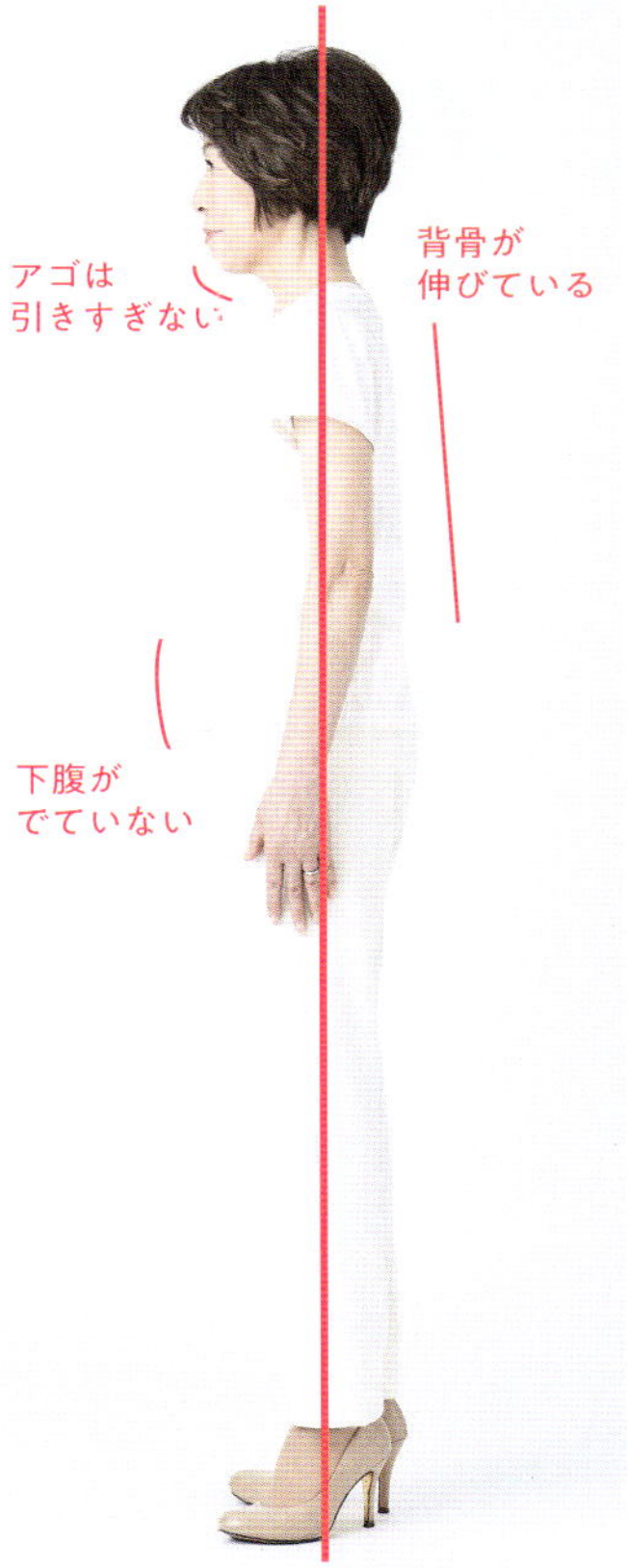

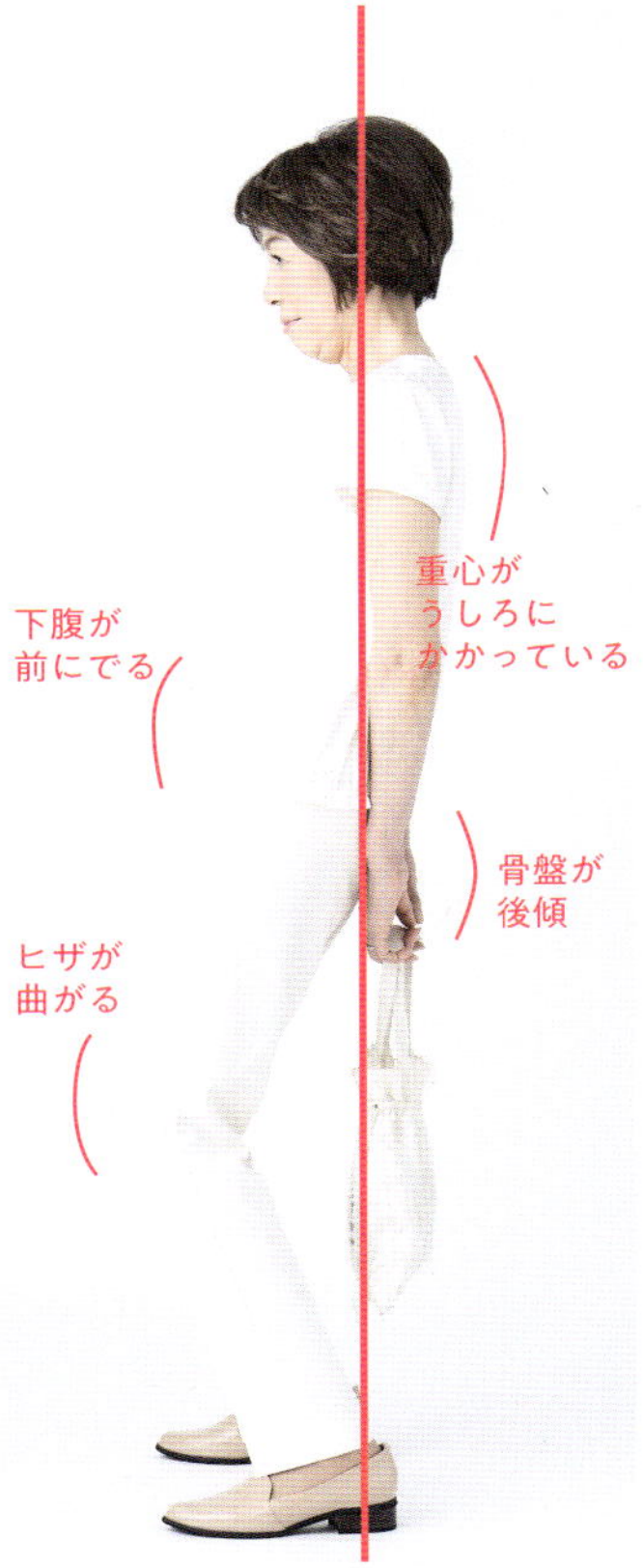

introduction

今を美しくすることが未来の健康をつくる

20年、30年後も生涯現役でいるために**未来のからだをつくるのは、今の自分**です。当たり前のことですが、このことを本当の意味で理解している方は、なかなかいません。

目の前の自分を大切にすることからはじめましょう

〝ゆがみ〟や〝筋力の低下〟の問題点は、たんに見た目が損なわれることだけではありません。**悪いからだつきのまま年を重ねると、肩や腰の痛みや歩行困難、飲み込みに支障をきたすなど、命にもかかわってくる**のです。

あちこち痛くなって、思ったようにからだが動かせず苦しむ方を、たくさん見てきました。多くの方は、からだが痛くなってからやっと気づくのです。

「もっとちゃんと自分のからだに気をつかっていればよかった」と。

　とはいっても、現役で活動できる若いうちは、目の前のことに追われ、何年、何十年先の健康まで考える余裕なんてないものです。

　でも、今目の前にいる、鏡に映った自分のことはどうでしょう？「もっとヤセたい」とか、「シワやたるみをなくしたい」など、願望がいろいろ湧いてくるのではないでしょうか。

　その想いを大切に、今の自分を美しくしてあげてください。そのために必要なのは、〝身体バランス〟と〝筋力〟と〝柔軟性〟です。

〝ゆがみ〟や〝筋力の衰え〟〝からだのかたさ〟を解消することこそが、「今の美しさ」と「未来の健康」の両方をつくるのです。

　たった10秒のヨガを毎日3回続けていくと、10年間でなんと1万回以上のエクササイズに。「テレビを見ながら〜」「入浴しながら〜」など、毎日10回すれば、３万６５００回。これってすごいことだと思いませんか？

introduction

からだと顔を同時に治せば効果が倍増する

年齢にかかわらず、「あの人、カッコいい」と思わず見とれてしまう女性は、何が違うのでしょうか？

美しい人はトータルバランスがいい

たとえば、メイクやスキンケアをがんばって顔を若々しくみせても、首や肩が丸まり、腰が曲がっていたら、違和感があるのではないでしょうか。からだと顔のギャップのせいで、若づくりをしているだけに見られてしまうことも。

せっかくならば、からだも顔もゆがみやたるみのない美しい状態にしたいものです。

実際にエクササイズをする際も、からだと顔の両方からアプローチすることが大事になってきます。**からだと顔の骨や筋肉はつながっているので、相互に作用する**からです。たとえば、噛みグセによって顔の左右のバランスが悪くなると、顔がゆがみます。それにより、片目だけウインクできなくなったり、口がまっすぐ開かなくなったりするだけでなく、からだもゆがんでいくのです。

顔のゆがみからからだのゆがみに連鎖するか、からだのゆがみから顔のゆがみに連鎖するか、順序は人それぞれですが、仮に、**顔のゆがみを改善しても、からだがゆがんでいれば、また顔がゆがんでしまいます**。だからこそ、からだと顔の両方を同時に改善していくことが求められます。

SAKUKO式ヨガは、できるだけ、からだと顔に同時にアプローチできるように工夫をしてあります。トータルバランスを大切に、両方のエクササイズを続けることを心がけてください。

introduction

30代も70代も年齢に関係なく今すぐはじめてください

困ったことに、**現代人はスマホやパソコンなどをじっと見ている時間が長くなったので、からだも顔も老化が速まっています**。

下を向いてじっとスマホを見ていたら、当然、顔は垂れ下がってきます。それだけでなく、首が前に突きでた「スマホ首」、肩が内側に丸まった「巻き肩」、背中の丸まった「猫背」の人が圧倒的に増えています。これらは、からだや顔のゆがみやたるみを加速させます。

毎日ゆがみが生じるからこそ、毎日少しずつでもエクササイズを行うかどうかで差がでます。スタートは早いに越したことはありませんが、いつはじめても遅すぎることはありません。やればやるだけ、未来が変わります。

50代ではじめた「ピンヒールが履ける」からだづくり

27歳で発症した変形性股関節症。医師から言われた**「あなたは中古の自転車」「ヒールは一生履けない」**という言葉に、若い私は打ちのめされました。

しかし、ヨガと出会い、痛みのない丈夫なからだを創り上げ、さらにその先、憧れのピンヒールを目指したのは50代に入ってからです。

9センチピンヒールを履けるようになったのは、55歳の頃でした。ピンヒールを履いて、颯爽と歩けるからだって、どんなからだだと思いますか？
――そうです。それは、「〝身体バランス〟〝筋力〟〝柔軟性〟のあるからだ」です。それは、私が目指しているからだそのものでした。

そして、実家の両親・兄の介護を通して、思い知らされたことは、**自分のからだが思うように動かなくなるほど情けないことはない**ということです。
私の父や母や兄のような思いをする人がいなくなってほしい。

人生100年時代。生涯二本足。
美しく生ききる人が溢れる世のなかになってほしいと願うばかりです。

introduction

あなたの〝老化度〟を
チェックしてみましょう

ヨガをはじめる前に、自分のからだの〝老化度〟を知りましょう。日々、無意識にしている動作のクセによって、いつの間にかゆがみやたるみが進んでいます。各部位の老化度レベル

ボディ編
Body

1. 骨盤のゆがみチェック

手をうしろにつき、足を伸ばして座る。
足先をプラプラ動かし、止まった状態を確認する。

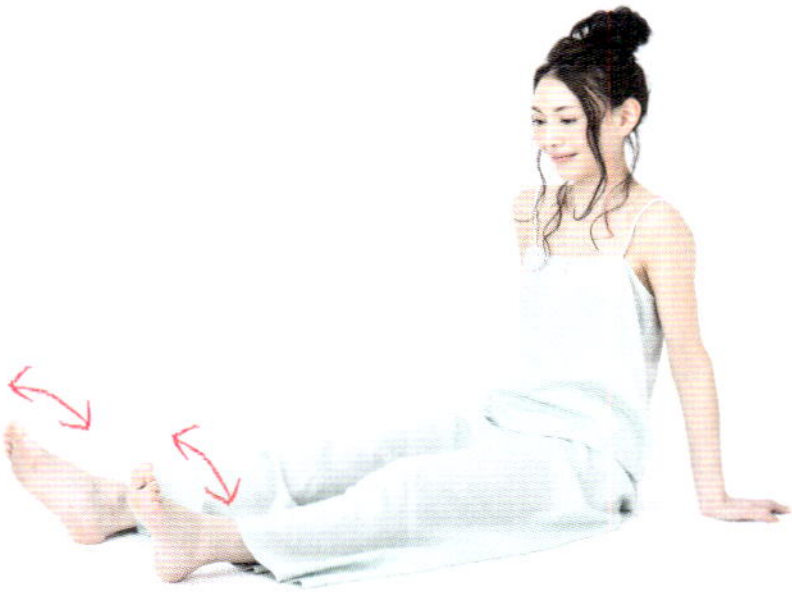

床から小指までの角度が、それぞれ60°ぐらいならOK！
足先の開き具合が骨盤の状態を示しています。足が広がりすぎていたり片方が傾いていたりする場合は、骨盤がゆがんでいます。

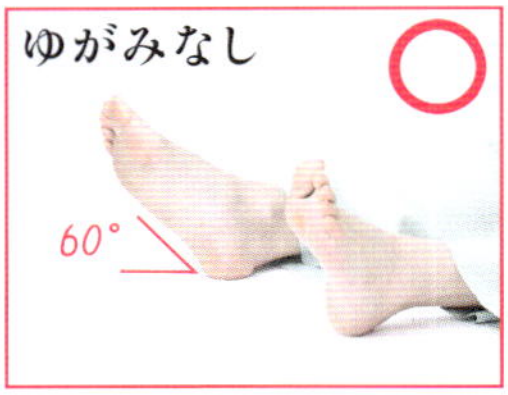

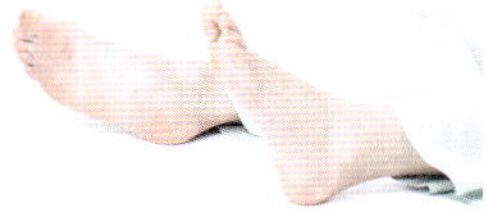

を確認して、どのヨガに重点的に取り組むか決めてください。

　SAKUKO式ヨガを続けて1週間、1カ月、3カ月と経ったら、また老化度チェックを行ってみてください。

　少しずつ成果が見えてくるはずです。

2. 股関節の可動域チェック

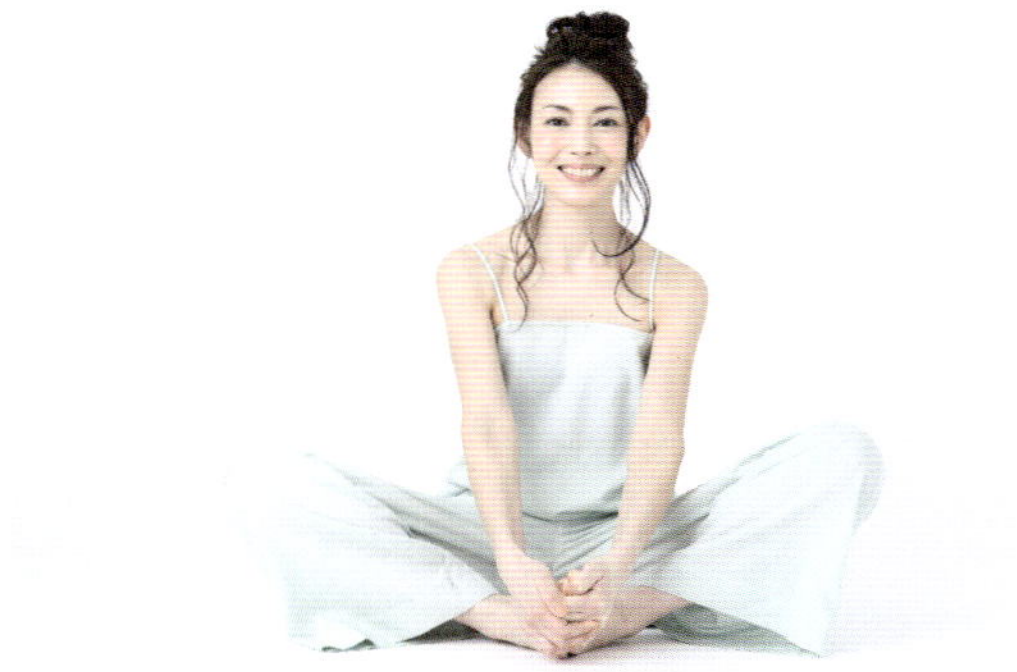

両足の足裏を合わせて座る。
くるぶしを床につけた状態で、左右のヒザの高さを確認する。

ヒザの高さが、左右同じならOK！

高さにズレがある場合、高いほうの足の股関節まわりが固縮して、可動域が狭くなっています。

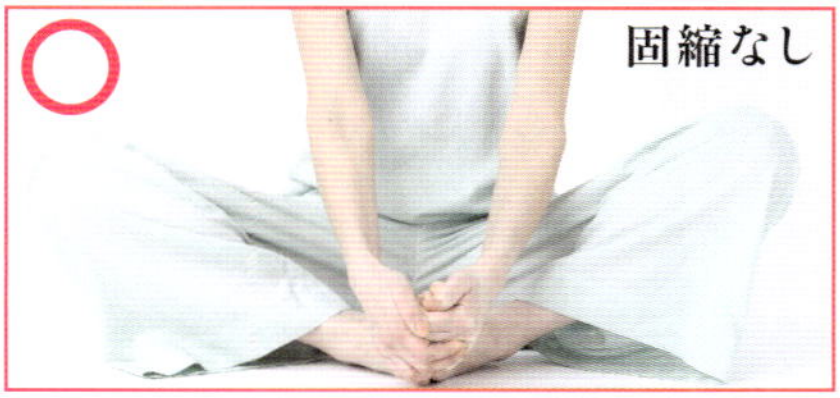

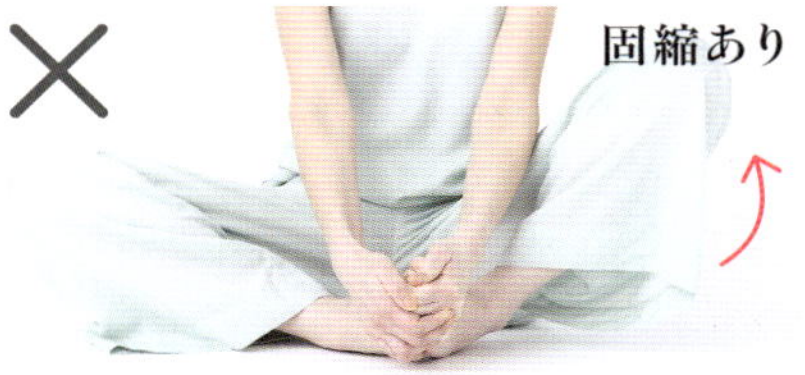

フェイス編
Face

1. 顔のゆがみチェック

上の歯だけ見えるように笑顔をつくる。
見える歯の本数を確認する。

見えている歯の本数が、前歯を中心として左右対称なら OK ！
左右の本数が同じでなければ、顔がゆがんでいる可能性があります。
左右に５本ずつ、合計 10 本の前歯が見えていると理想的。

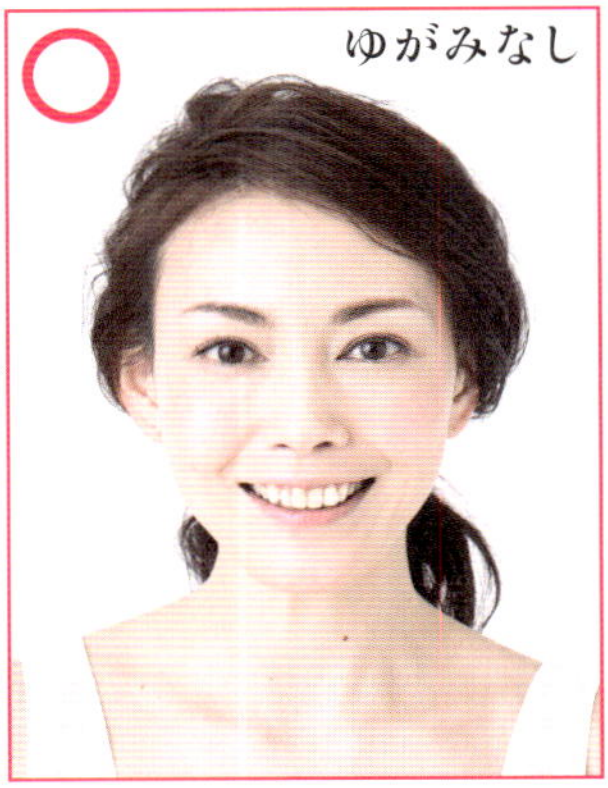

× ゆがみあり

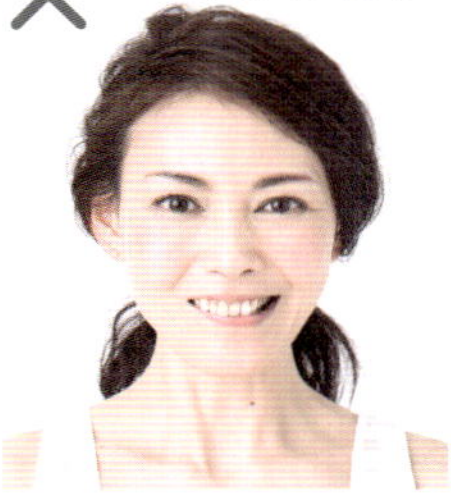

2. 顔のたるみチェック

顔の力を抜いて
ポカーンと口を開け
見えている歯を確認する。

見えているのが上の歯だけならば、顔のたるみはないので OK ！
上の歯と下の歯が見えていたら、少したるみはじめています。
下の歯だけ見えていたら、全体的にたるんでいるので要注意。

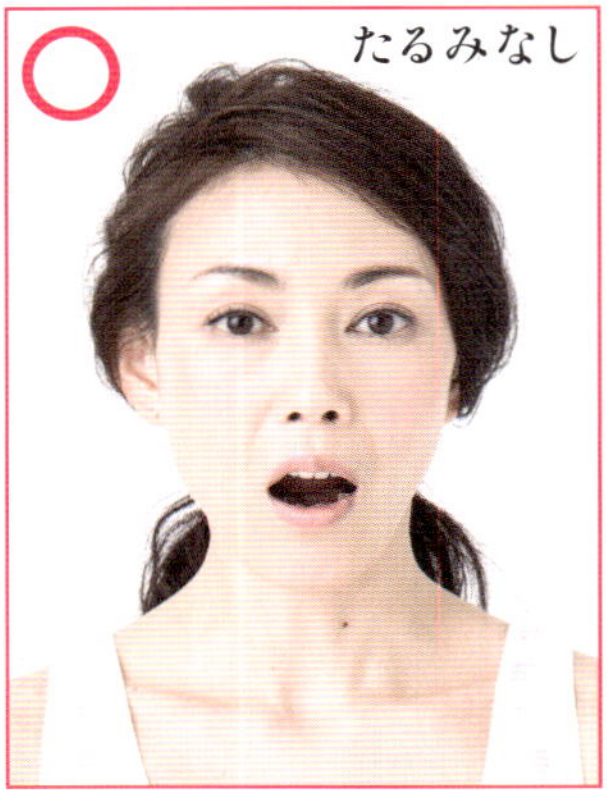

× たるみあり

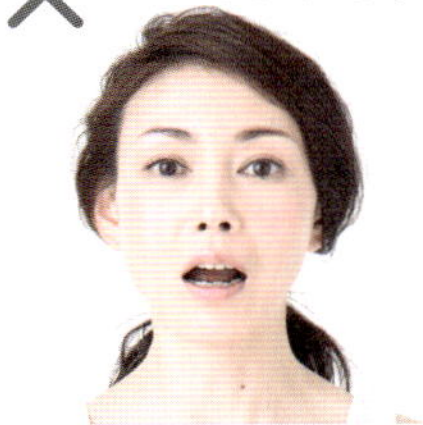

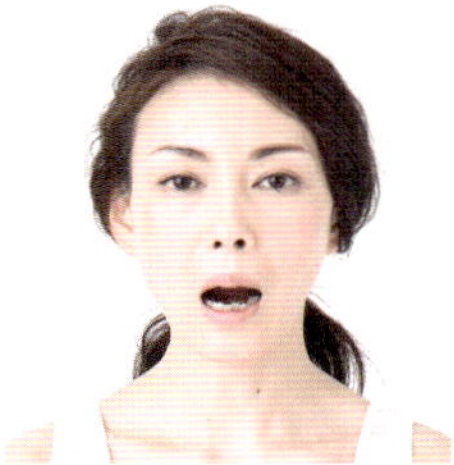

3. 喉の老化チェック

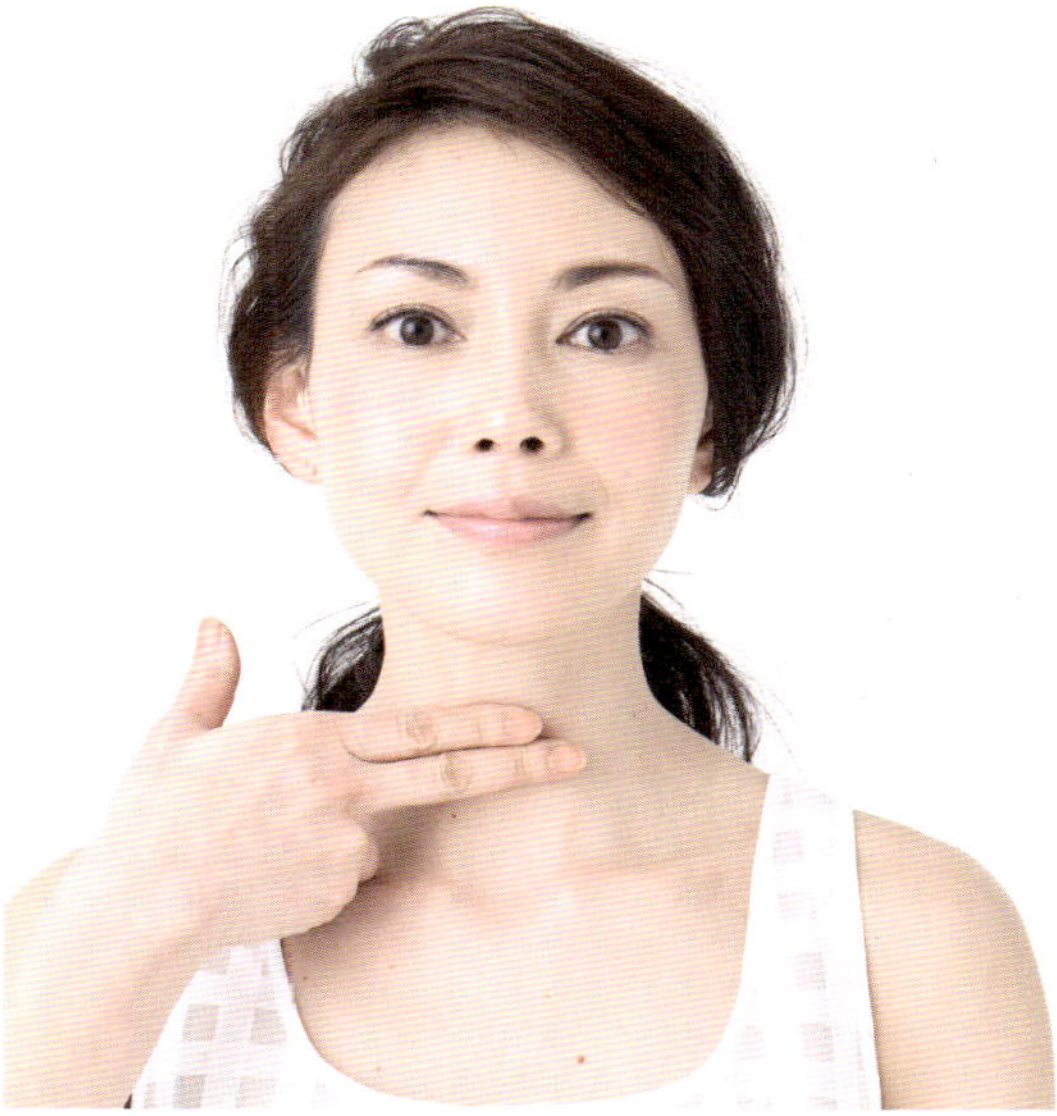

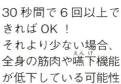

喉仏に２本の指を当てそのまま唾を飲みこみ指の上まで喉仏を上げる。

30 秒間で６回以上できれば OK ！
それより少ない場合、全身の筋肉や嚥下《えんげ》機能が低下している可能性があります。

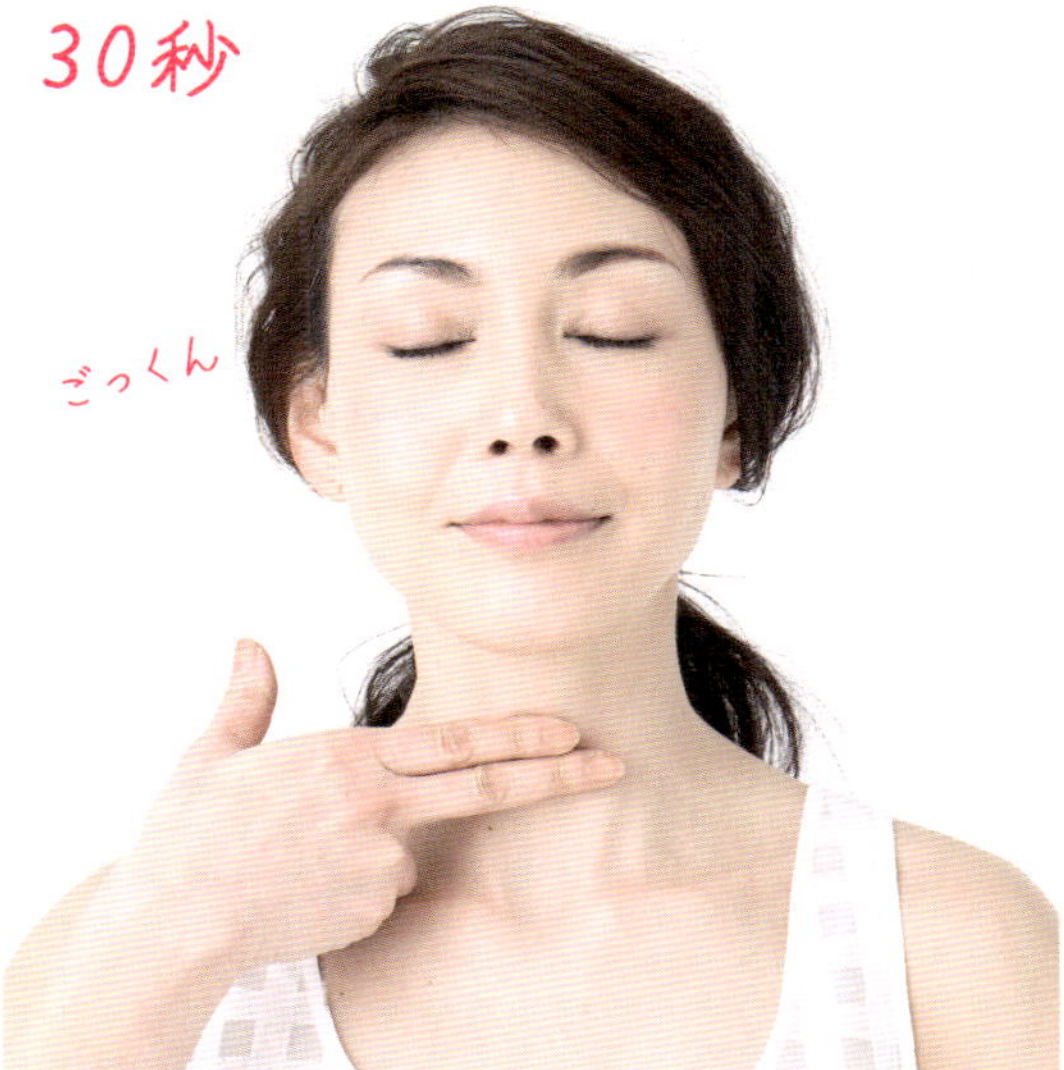

contents

もくじ

PART2／どこでも10秒〝ながらヨガ〟

PART
1

トイレで
10秒ヨガ

PART 1

究極の美ヤセメソッド トイレで10秒ヨガとは

トイレですぐにできる3つのヨガからはじめましょう。トイレのたびに行う習慣がつけば、からだにも顔にも効果は必ずあらわれてきます。

トイレから生まれる美しいからだ

これから紹介するトイレで行う3つのSAKUKO式ヨガさえやれば、毎日のエクササイズとしては合格点。からだと顔の両方に非常に効果の高いエクササイズを組み合わせて考案しました。いろいろなヨガをやるのが面倒な人も最低限、「トイレで10秒ヨガ」を毎日行っていれば大丈夫なのです。なおかつ、便座のほうが普通の椅子よりもからだが安定するので、足や手を上げやすく、安心してラクに実践できるはずです。

トイレで行う3つの「10秒ヨガ」

1. トイレで壁ドン

腹筋、背筋、腕、太モモなど、美しい姿勢を保ち、自力で歩き続けるために大切な筋肉をいっぺんに鍛えられます。「肩甲骨はがし」もできます。

2. 空にアイーン

首すじと背すじが伸び、からだのゆがみをリセットできます。首のシワ予防や二の腕のひきしめにもなります。

3. クシャ&ムンク

表情筋を最大限に動かし、顔のゆがみをリセットできます。シワやたるみの改善にも効果絶大です。

からだと顔の〝ゆがみ〟をこまめにリセット

人間のからだや顔は1日活動したら、無意識のクセによってあちこちにゆがみが生じるもの。そのゆがみをそのまま放置しないということが大事なのです。**「その日のゆがみは、その日のうちにとる」**を心がけましょう。

とくに、腕が前にでて背中が縮こまっている〝巻き肩〟や、小さい画面をじっと見る姿勢のままの〝スマホ首〟の改善にピッタリの動きを「トイレで10秒ヨガ」に組み込みました。トイレに行くたびにこまめにからだのゆがみをリセットして、美しいからだのバランスをとり戻しましょう。

いちばん大切な〝体幹〟の〝筋力の衰え〟を解消できる

ゆがみを解消するとともに〝体幹〟の筋力も鍛えることができます。

体幹の筋力は、バランスのとれたからだになるためにもっとも大事なだけでなく、寝たきりにならずにいつまでも自分の足で歩き続けるために欠かせないものです。そして、当然、筋力の衰えは、たるみを招きます。年齢を重ねると衰えてくる筋力を毎日トイレで鍛えていけば、5年後、10年後のからだが確実に変わります。

忙しくてもムリなくつづけられる

このように、からだと顔の〝ゆがみ〟と〝筋力の衰え〟に的確にアプローチする「トイレで10秒ヨガ」によって、シワやたるみを改善しながら美しくヤセていきましょう。

トイレは、仕事中でも、旅行中でも必ず行くので、習慣化にはぴったりです。私の教室に通ってくださっている生徒さまが、せっかく毎日エクササイズを続けていたのに、旅行に行ったり、お正月などにお客さまがお見えになったりすると、日常の行動が妨げられて、その後、エクササイズをやらなくなってしまうというケースを数多く見てきました。

これからは、誰にも何にも邪魔されない空間で、のびのびとエクササイズを行ってください。

ANYTIME

全身の筋力を鍛える

両腕を開いて「トイレで壁ドン」

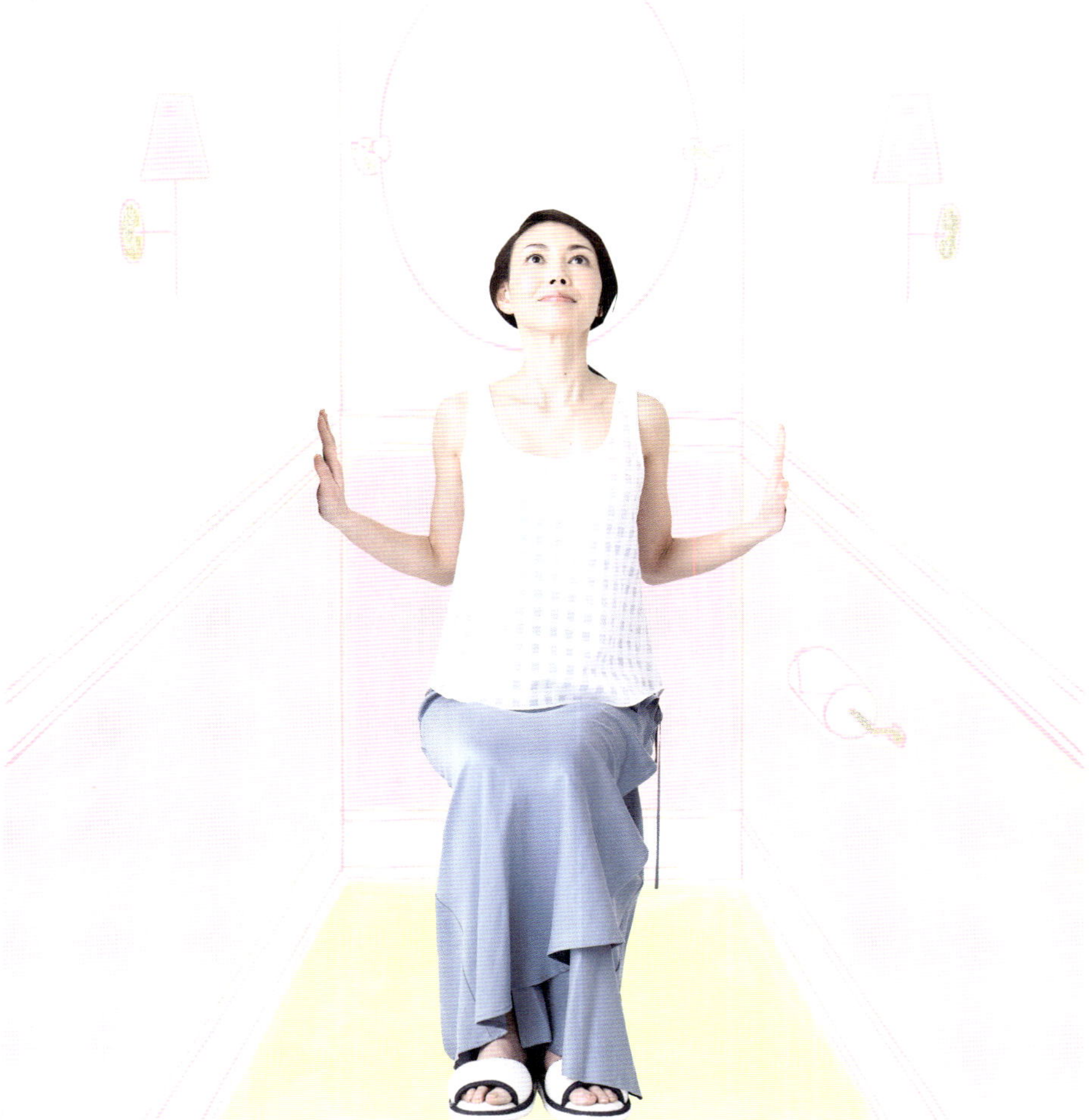

両側の壁にちょうど手が届く空間を最大限に活用して、全身の筋力の衰えを解消。腹筋、背筋、腕、太モモなど大事な筋肉をいっぺんに鍛えることができ、効率よく全身のひきしめができます。肩甲骨を中央に寄せて、からだのゆがみも解消。

①

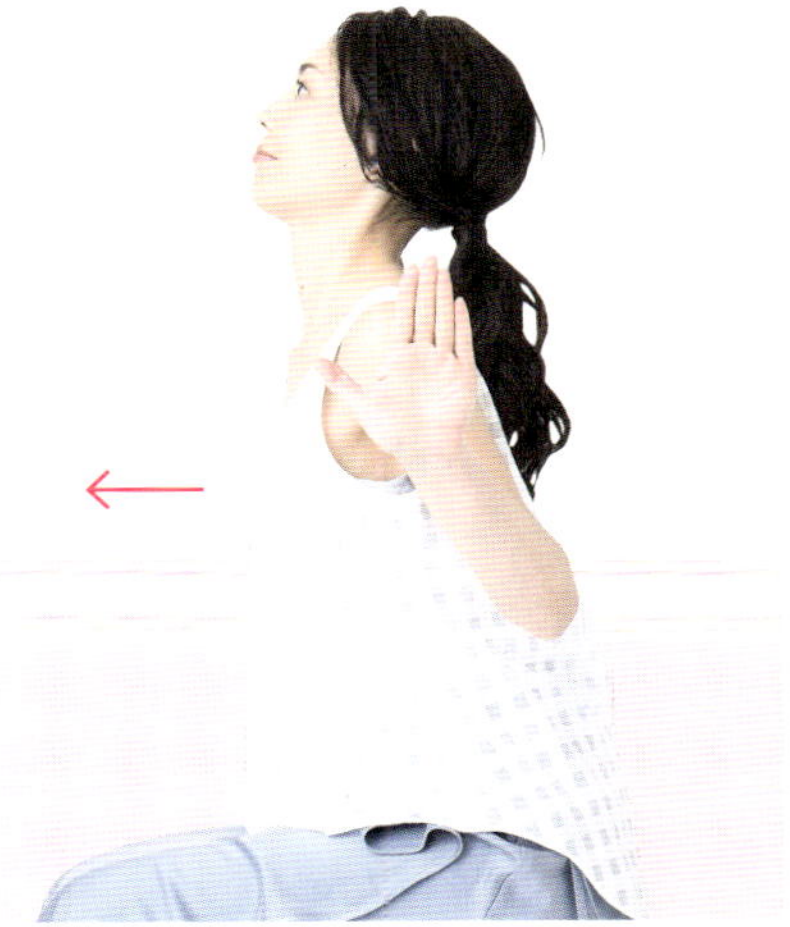

両腕を横に開いて
壁をグッと押しながら
胸を前に突きだす

②

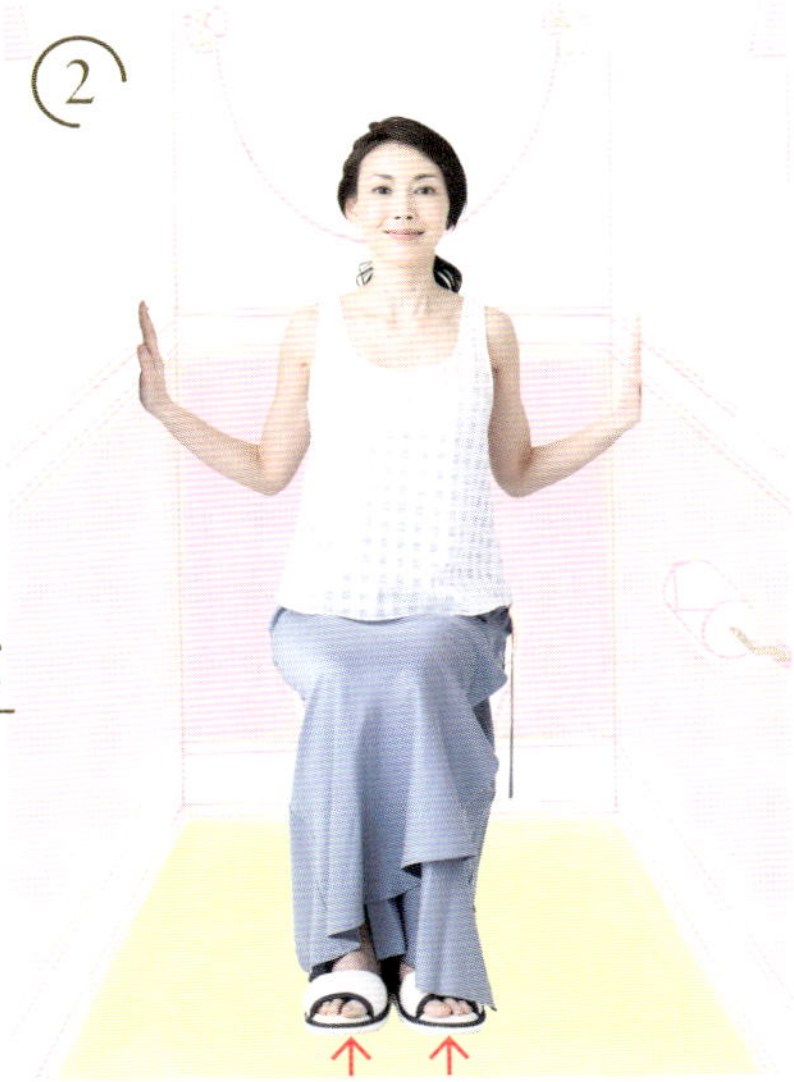

胸を前に突きだしたまま
両足を浮かせる

ムリはせず、ほんの少し浮かせるだけで十分です。息を吐きながらそのままの姿勢を4秒キープしましょう。

ANYTIME

からだのゆがみをとる

両手を上げて「空にアイーン」

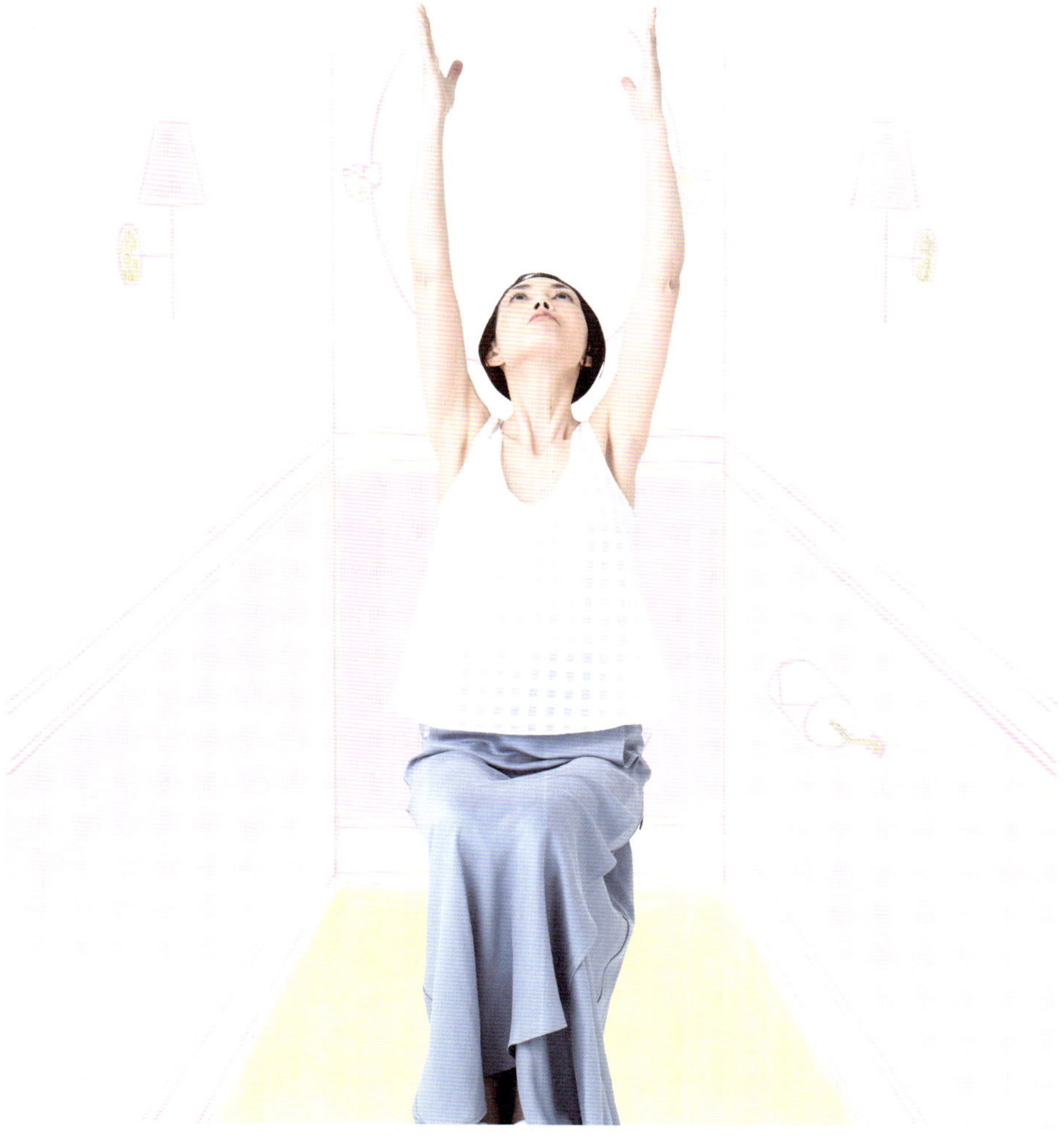

郵便はがき

料金受取人払郵便

麹町局承認

5048

差出有効期間
平成32年2月24日
（切手不要）

102-8790

209

東京都千代田区平河町2－16－1
平河町森タワー11F

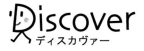

Discover
ディスカヴァー
行

お買い求めいただいた書籍に関連するディスカヴァーの本

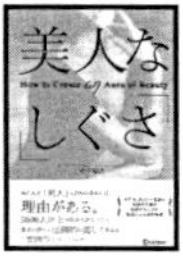

美人な「しぐさ」
中井信之　1400円(税抜)
あの人が「美人」と言われるのには、理由がある。5000人以上のモデル、タレントを育ててきた著者が教える、誰でも「美人」に見える「しぐさ」の法則。

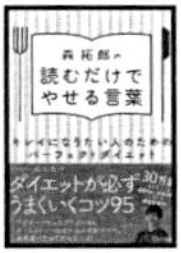

森拓郎の読むだけでやせる言葉
森拓郎　1400円(税抜)
読むだけでやせる！と大好評の著者オリジナルのダイエット名言集。ときに厳しく、ときに優しく、わかりやすい言葉で健康で美しいボディを実現！

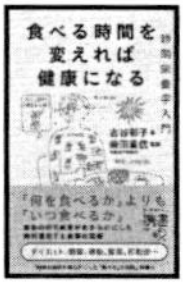

食べる時間を変えれば健康になる 時間栄養学入門
古谷彰子　1000円(税抜)
健康とダイエットのカギは、「何を食べるか」よりも「いつ食べるか」だった。気鋭の研究者が教える、時間栄養学と食事の関係！

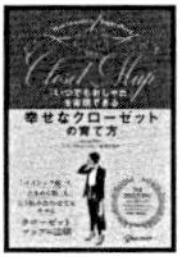

「いつでもおしゃれ」を実現できる幸せなクローゼットの育て方
ミランダかあちゃん/輸湖もなみ　1500円(税抜)
月間200PVの大人気ブログ「ミランダかあちゃんのスタイルレシピ」を書籍化！

ディスカヴァー会員募集中

特典
- 会員限定セールのご案内
- イベント優先申込み
- サイト限定アイテムの購入
- お得で役立つ情報満載の会員限定メルマガ「Discover Pick Up」

詳しくはウェブサイトから！
http://www.d21.co.jp
ツイッター @discover21
Facebook公式ページ
https://www.facebook.com/Discover21jp

イベント情報を知りたい方は裏面にメールアドレスをお書きください。

2253 生涯現役美容ヨガダイエット　　愛読者カード

◆ 本書をお求めいただきありがとうございます。ご返信いただいた方の中から、抽選で毎月５名様に**オリジナル賞品をプレゼント！**

◆ **メールアドレスをご記入いただいた方には、**新刊情報やイベント情報のメールマガジンをお届けいたします。

フリガナ お名前	男 女	西暦　　年　　月　　日生　　歳

E-mail　　　　　　　　　　@

ご住所　（〒　　　－　　　）

都道府県　　　　　市区郡

電話　　　（　　　　）

ご職業　1 会社員　2 公務員　3 自営業　4 経営者 5 専業主婦・主夫
6 学生（小・中・高・大・その他）7 パート・アルバイト　8 その他（　　　）

本書をどこで購入されましたか？　書店名：

本書についてのご意見・ご感想をおきかせください

ご意見ご感想は小社のWebサイトからも送信いただけます。http://www.d21.co.jp/contact/personal
ご感想を匿名で広告等に掲載させていただくことがございます。ご了承ください。
なお、いただいた情報が上記の小社の目的以外に使用されることはありません。

このハガキで小社の書籍をご注文いただけます。
・**個人の方：**ご注文頂いた書籍は、ブックサービスより２週間前後でお届けいたします。
代金は「**税込価格＋手数料(305円)**」をお届けの際にお支払いください。
（手数料は予告なく改定されることがあります）
・**法人の方：**30冊以上で特別割引をご用意しております。お電話でお問い合わせください。

◇**ご注文**はこちらにお願いします◇

ご注文の書籍名	本体価格	冊数

電話：03-3237-8321　FAX：03-3237-8323　URL：http://www.d21.co.jp

スマホで丸まった首や背すじがスーッと伸び、ゆがみがリセットされていきます。顔をこまめに真上に上げるようにするだけで、驚くほど首にシワがつかなくなります。大胸筋《だいきょうきん》も鍛えられ、バストアップにも。腕を上げて、二の腕のシェイプアップも同時に行いましょう。

①

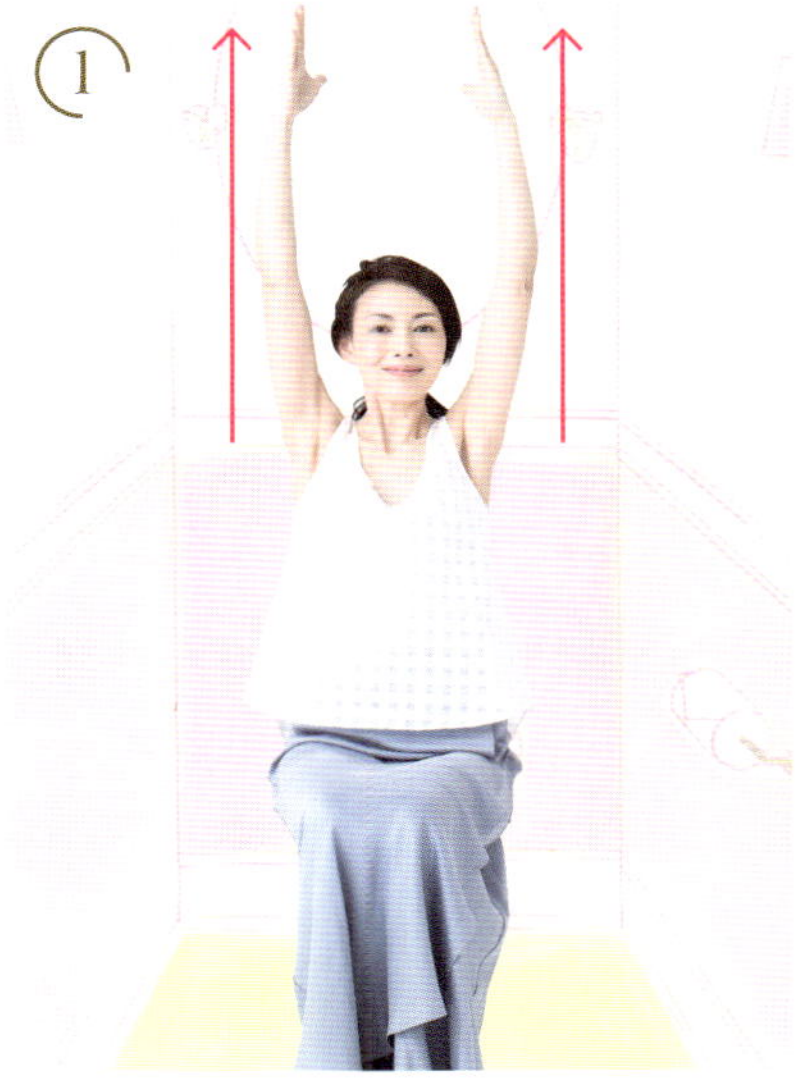

便座に座り バンザイをする

足のつけ根から手だと思って、長くまっすぐ伸ばしましょう。

②

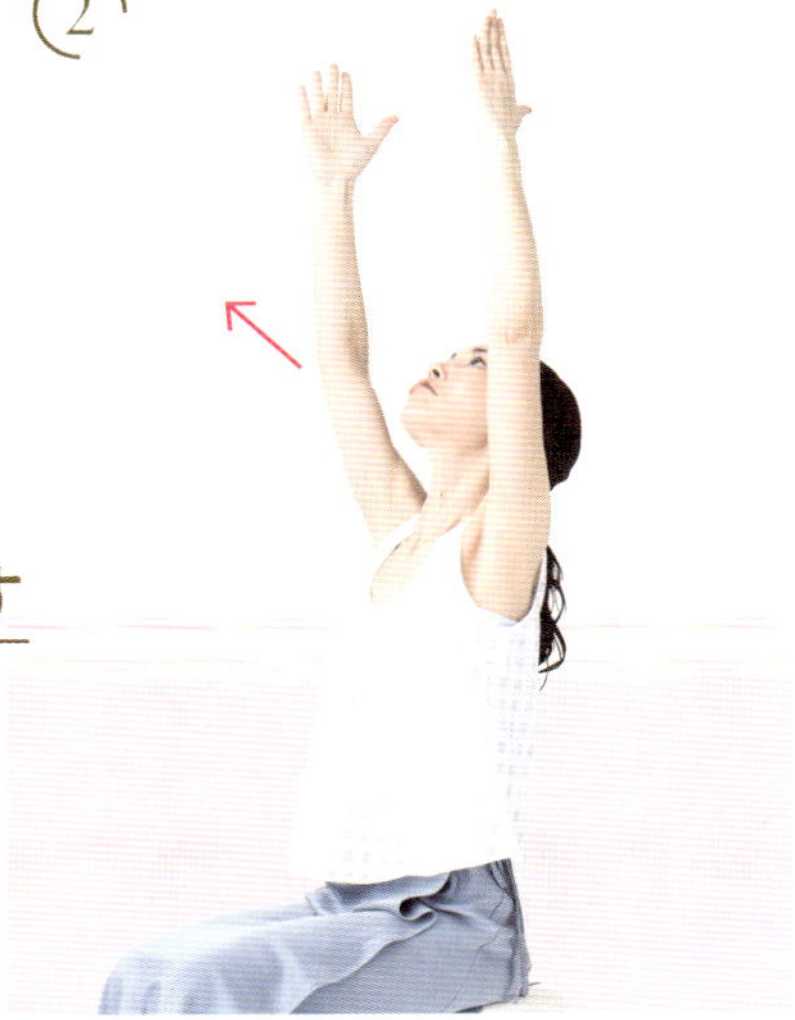

空を見上げ 下アゴと下唇を押しだす

「美しく伸びている～」と言いながら、爪の先の先まで伸ばしましょう。大胸筋がひっぱられるまで下アゴを押しだします。

ANYTIME

顔のゆがみをとる

ひっそりこっそり「クシャ&ムンク」

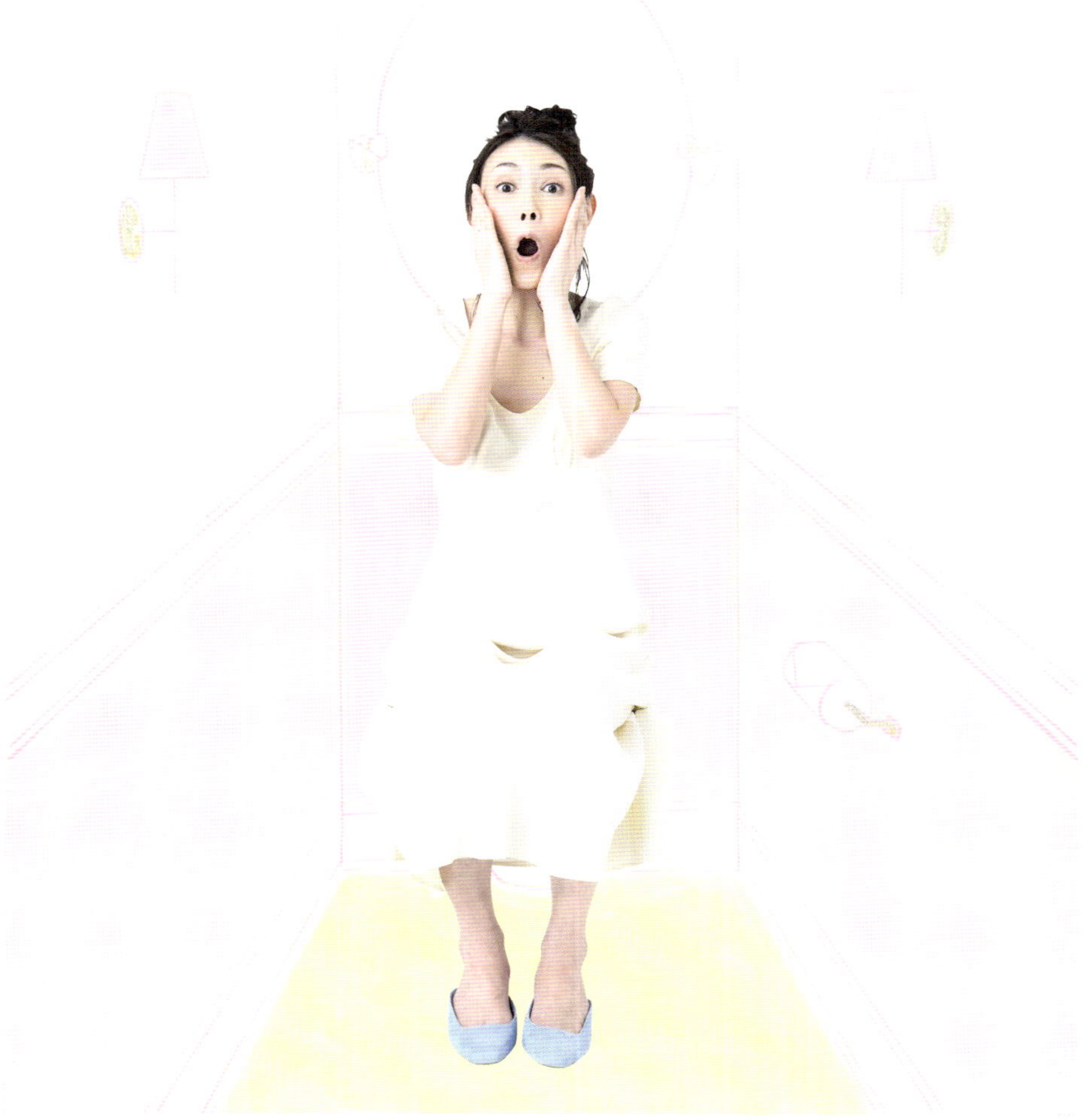

フェイスヨガを毎日行えば、顔のゆがみがとれていきます。シワやたるみがなくなり、肌つやよく表情豊かな笑顔美人に。トイレなら誰にも見られることはないので、ふだん使っていない顔の筋肉を思いっきり動かしましょう。顔の中心に目、眉、口を集めてから、続けて顔の外側へ伸ばします。

①

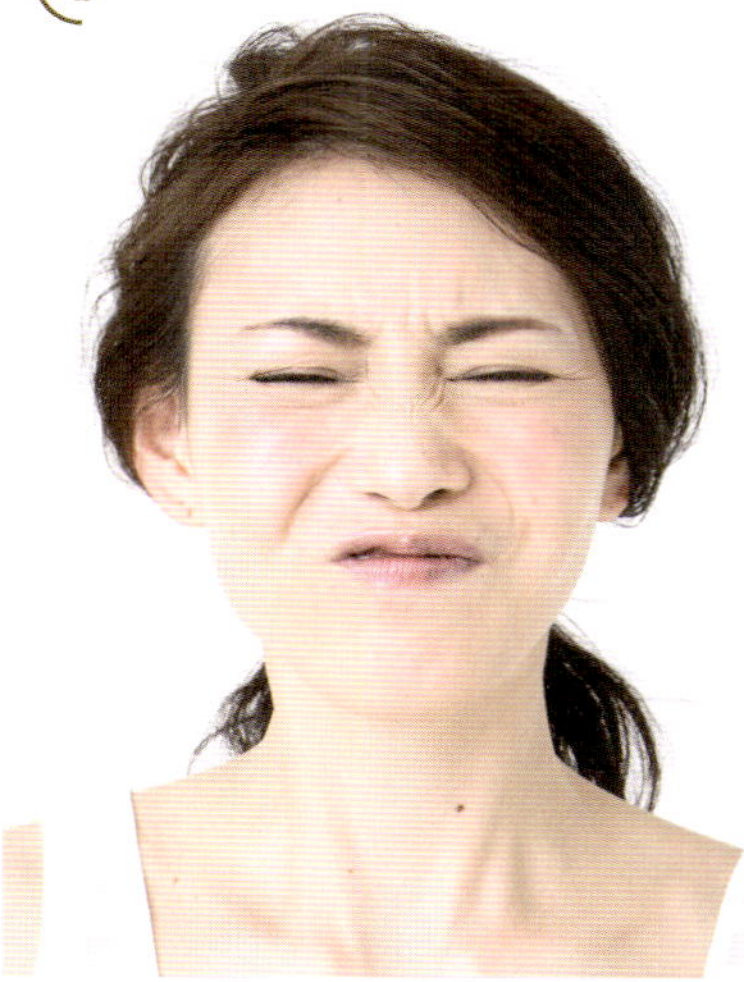

顔の中心にパーツをすべて集めてクシャッとした顔に

目、眉、口などすべてを集めて「クシャおじさん」になります。目は完全にはつむらずに、薄目にしましょう。

②

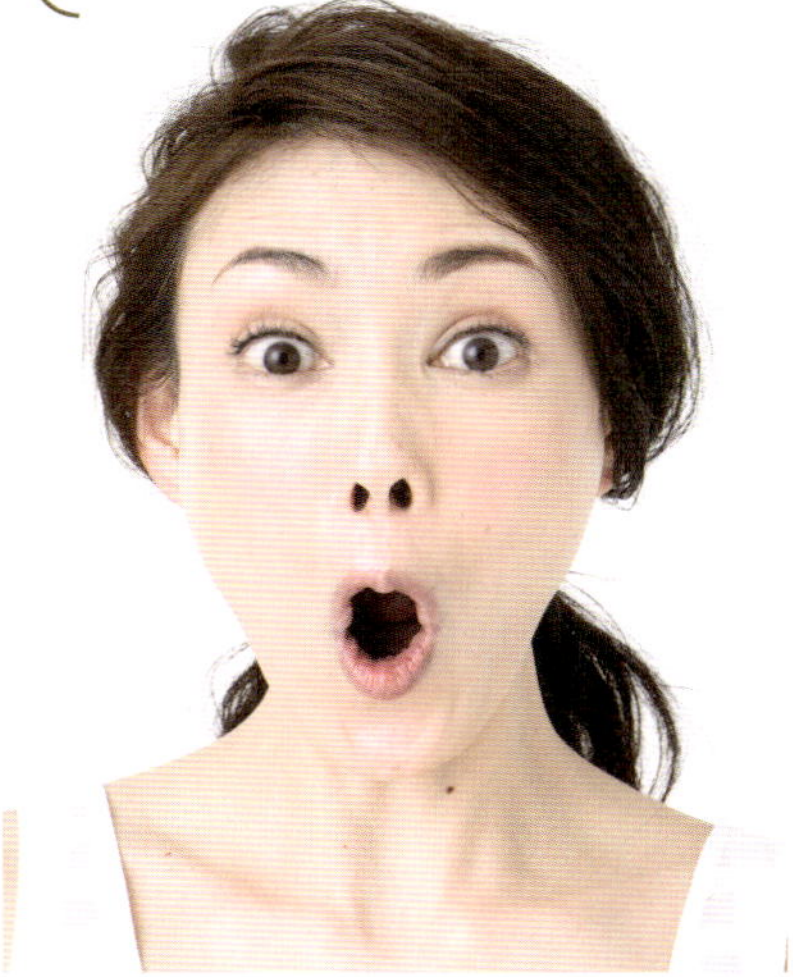

眉を上げて目はパッチリ口を縦長に

有名な絵画、ムンクの「叫び」のイメージです。口は大きく縦長にすることがポイントです。

準備編　ハイヒールへの道

あなたは、足の指でモノをつかめますか？　できない人は、残念ながら足の指が衰えています。歩くときに足裏をうまく使えず、転倒する危険性も。ハイヒールを履いてケガをしないよう、入念な準備をしましょう。

1.
家のなかでは「5本指ソックス」

私は家にいるときには、いつも「5本指ソックス」を履いています。

履き続けて25年ぐらい経ちました。履きはじめたばかりの頃は、私の足元を見て「軍足を履いているの？」と驚かれたこともありましたが、最近ではポピュラーなものになりましたね。

私が愛用している五本指ソックスは、指先部分が切れていて、指がでるタイプのもの。指と指のあいだの水かきの部分が刺激され、足に力を入れやすくなります。これがとっても重要なポイント。

靴やヒールで足先がギュッと縮こまった後は、指をパッと開いて血行をよくしてあげましょう。

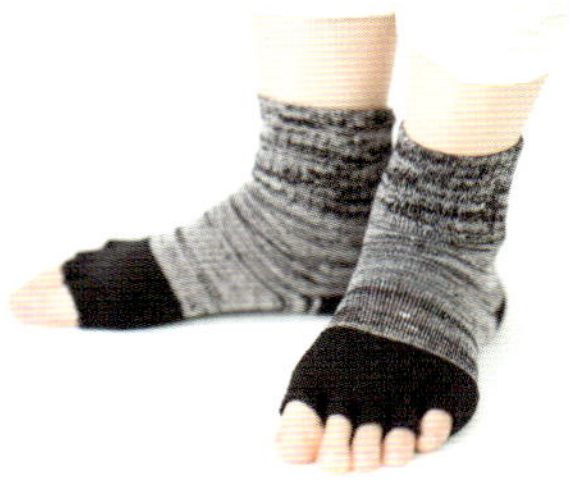

私のお気に入りは、山忠というメーカーさんの素材が絹《きぬ》のソックス。絹には抗菌と浄化の作用があり、乾燥しがちなかかともツルツルになります。

2.

指を刺激する「草《ぞう》履《り》」のススメ

私はハイヒールが基本ですが、家では草履です。草履コレクターのように、何足も集めて大事に使っています。

むかしは日常で使われているものでしたが、今は観光地のおみやげもの屋さんで見かけることが多いかもしれません。地方へでかけたら、お店の草履をチェックしています。

自分のサイズに合ったものを購入しています。

草履選びのポイントは、指が草履からちょっとはみ出るように、鼻緒の位置が上のほうにあって、指で草履の端をギュッとつかむよう履けること。足は疲れず、指の運動になります。藁《わら》草履のほか、布草履もおススメです。

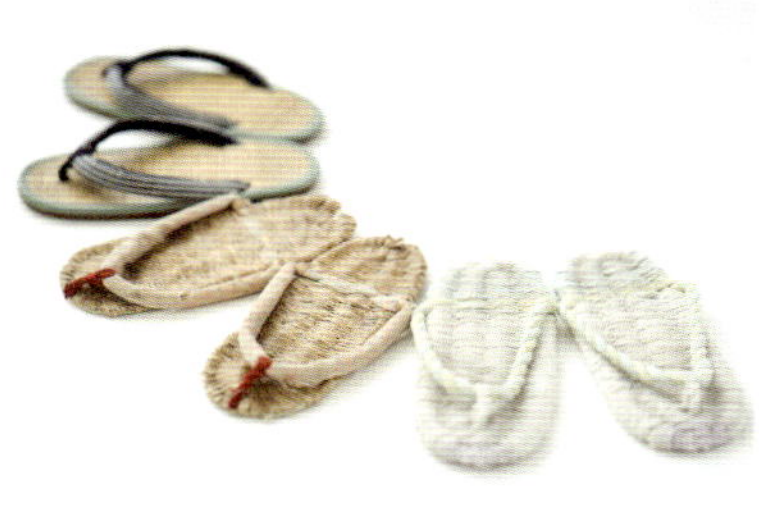

現在、愛用している草履です。鼻緒《はなお》の位置が「これだ！」というくらいバッチリ。指のあいだが刺激されて血流がよくなるため、冬でも寒くありません。

3.
つま先立ち
&
足首クルクル

ハイヒールを美しく履きこなすために重要なのは、「足首の柔軟性」と「足の筋力」です。

足首の柔軟性を高めるために、テレビを見ているときなどに足首をクルクルと回すクセをつけてください。

足の指のあいだに手の指を入れてできるとベストです。

柔軟性があれば、ケガから身を守ることができます。

足の筋力を調べるために、つま先立ちで１分間静止して立っていられるかどうかをチェックしてください。できなければ、つま先立ちで歩く練習をはじめましょう。

ハイヒールを履くには、足の甲の筋力も大事。ＰＡＲＴ２でご紹介する「正座ヒザ上げ（Ｐ．80〜）」と「ベッドで正座（Ｐ．86〜）」は、足の甲を伸ばして筋力も鍛えられるので、ぜひ習慣にしてください。

PART 2

どこでも10秒 〝ながらヨガ〟

どこでも10秒〝ながらヨガ〟を続ける3つのコツ

ＰＡＲＴ２では、「どこでも10秒〝ながらヨガ〟」を朝起きてから夜寝るまでの流れに沿って紹介していきます。すべてを1日のうちにやらなくて大丈夫です。自分の悩みを解消するヨガを選び、少しずつ取り入れていってください。最初に、〝ながらヨガ〟を続ける3つのコツを紹介します。

コツ① 呼吸を止めない

ヨガを行うときは、呼吸を止めないこと。一生懸命やろうとするばかりに、息を止めてしまう人が多いので、声をだしながら行うヨガを考えました。たとえば「ビューーティーーー」とかけ声をつければ、自然と呼吸することができます。しかも、口輪筋も鍛えられるので、一石二鳥です。

コツ②言葉の力を活用する

言葉の力は偉大です。たとえば、「上を見る」という言葉より、「フェイスライン上がれ～」という言葉のほうが、ぐーっと首が伸びていきます。

背すじをピーンと伸ばして姿勢を正しくする基本のポーズのときには、「おへそ縦長、胸高く、首なが～く！」が合言葉。〝ながらヨガ〟をするときは、本書に登場するキーワードをぜひ意識してみてください。

コツ③ムリはしないけれど、ラクもしない

ムリをするのは禁物です。でも、ラクをすれば、なんの効果も得られません。「ちょっと痛いけど気持ちいい」「ちょっとキツいけど効いている」と感じるまで動かしていけば、確実に理想とするからだと顔に変わっていきます。

過去に続けてきたことが、今のあなたのからだをつくりました。そして、未来のからだは、これから毎日行うことで創り上げられていくということを忘れないでください。

PART 2

SAKUKO式ヨガで からだも顔も 驚くほど変わる

稲垣美津子さん 69歳

before

からだがねじれて、右肩が前にでています。

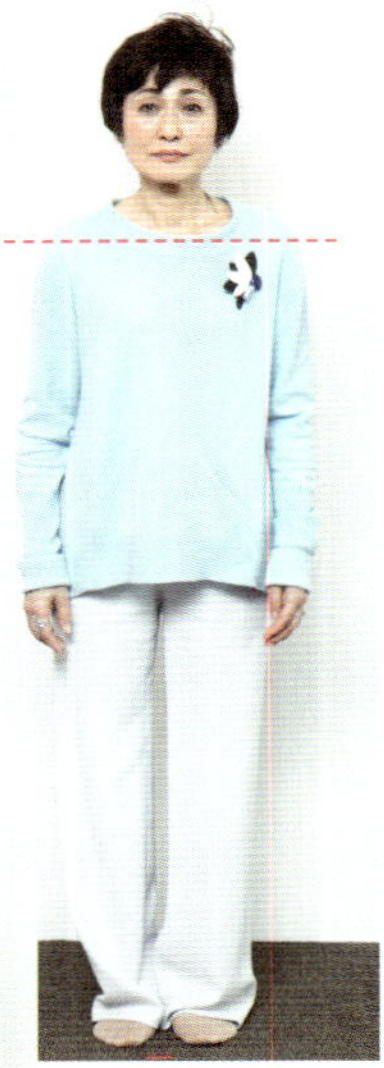

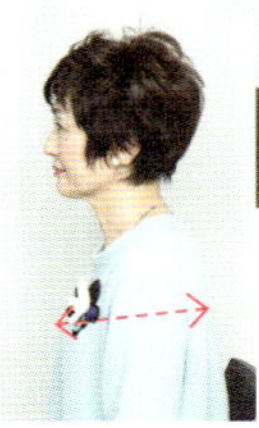

after

ねじれが矯正され、高さも水平になりました。

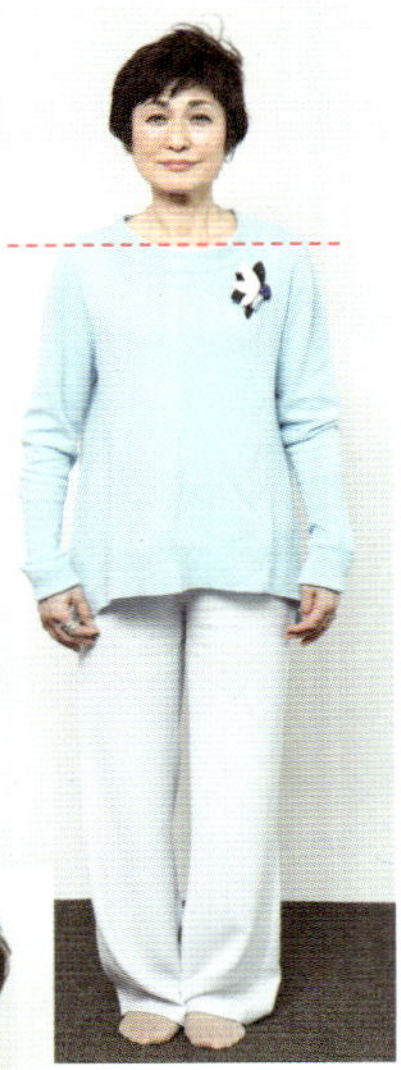

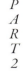

アゴのラインがシャープに。首も長く見えます。

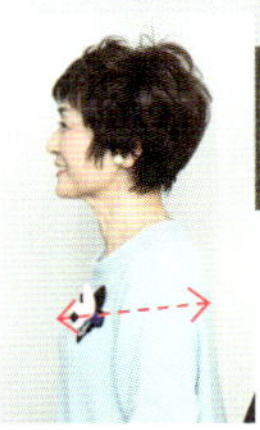

横から見ると、胴体の幅がスリムに。

無意識で行っている日頃の動作や姿勢による、巻き肩・スマホ首・骨盤の前傾などが原因となって、からだのゆがみが生じます。また、使わない筋力は衰えていきます。ゆがみをこまめに取っているかどうか？　筋力アップを心がけているか？　それが運命の分かれ道です。

SAKUKO式ヨガ（約10分間）に挑戦してくださった生徒さまの変化にビックリ！　1回のエクサ

鈴木麻紀さん 44歳

before

骨盤が前に倒れ、重心のバランスが崩れています。

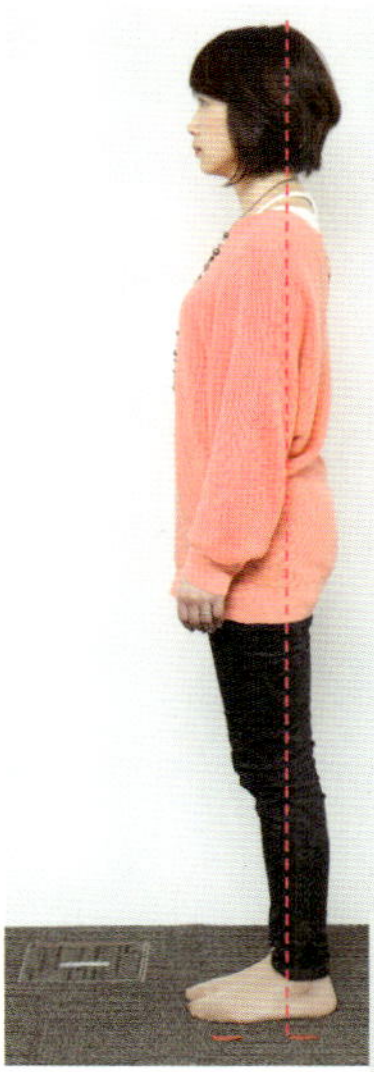

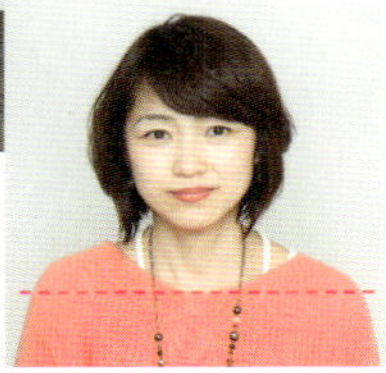

右肩が上がっています。

after

重心のバランスが整っています。

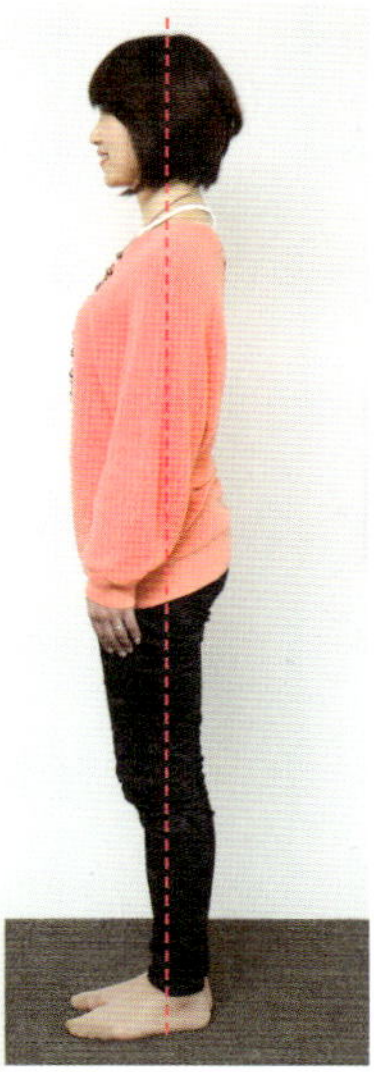

バストやヒップが上がり、美しいボディラインに。

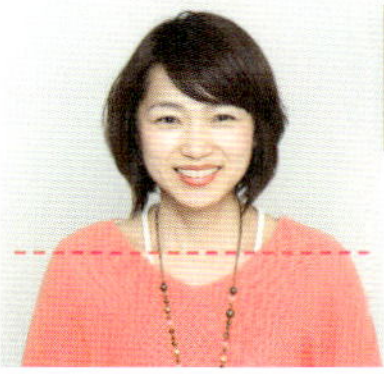

肩の高さが水平になりました。

サイズでこれほど変わるのですから、毎日続ければさらなる効果を実感できるでしょう。

「年齢的にも筋力が落ちているので、柔らかいからだになりたい」とレッスン前に話していた稲垣美津子さん。からだがねじれて右肩が前にでていた状態から、レッスン終了後には両肩の高さが揃い、首も長く見えるように。

レッスン直後、「からだがほぐれました！」と語る鈴木麻紀さんは、前傾していた骨盤が矯正され、背中のラインがまっすぐに！「今日、聞いた話はこれからの自分に絶対に役に立ちます」と笑顔です。

せいで、みなさん損してます！

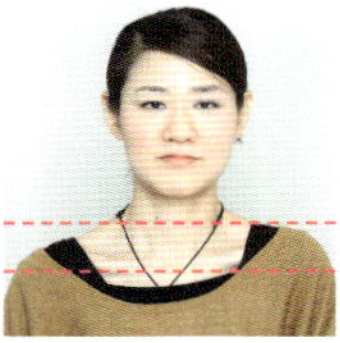

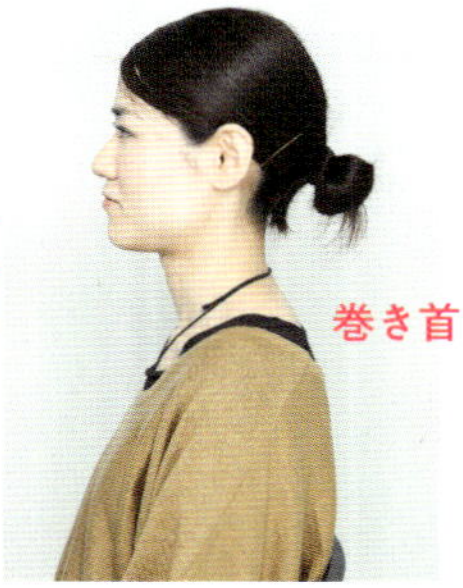

左肩が上がっています。
鎖骨の高さも違います。

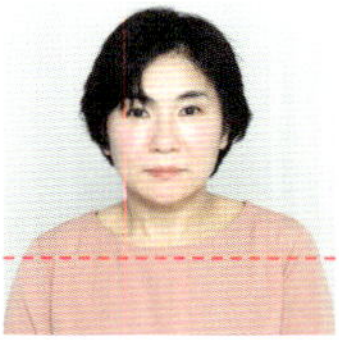

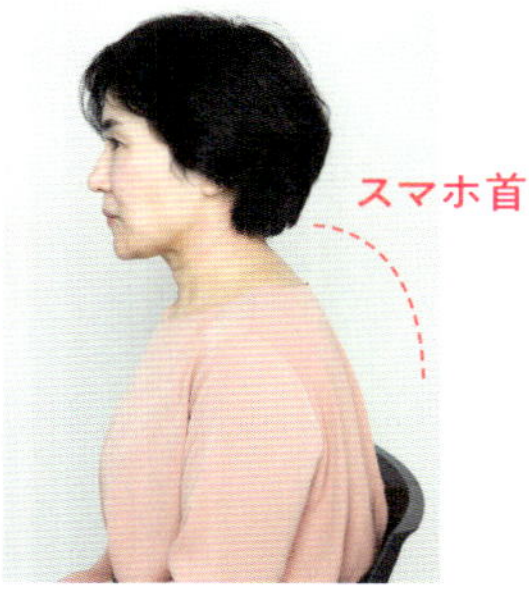

顔が前にでて首に負担がかかっています。

美しいフェイスラインに変化！

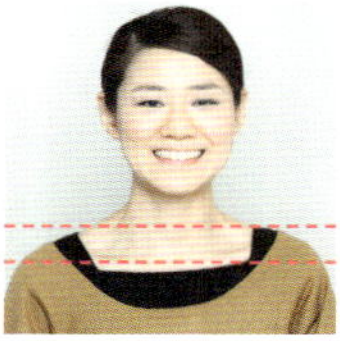

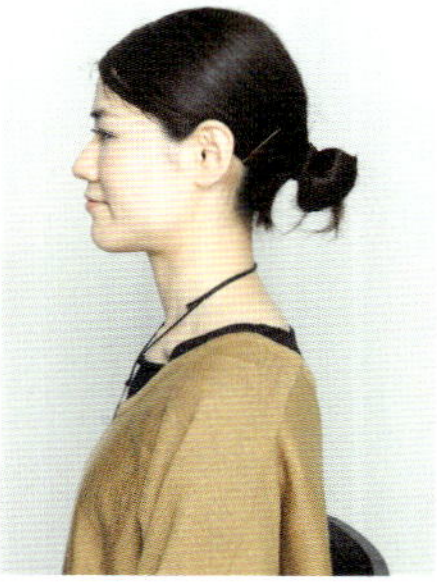

鎖骨が水平になりました。アゴのラインもシャープに！

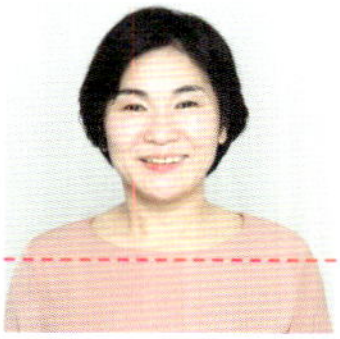

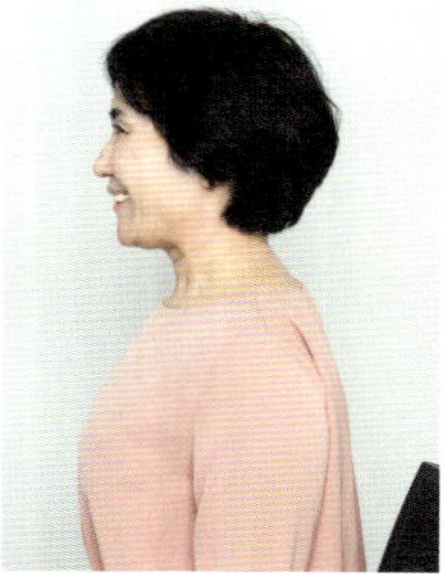

顔や胴まわりがすっきりした印象に！

どのエクササイズも簡単！

大越路子さん 38歳

before

噛み合わせが悪いせいか、アゴがすぐに疲れてしまうことがいちばんの悩みです。最近気づいたほうれい線を今のうちに取りたい。

after

このレッスンを受けただけでもスッキリしました。どのエクササイズも簡単なので、毎日やってみます。「自分の面倒は自分でみるしかない」と実感しました。

女性に生まれたからには！

杉山洋子さん 47歳

before

顔にほうれい線が出てきたことが悩み。
だぶだぶしているおなかまわりをなんとかしたいです。

after

女性に生まれたからには、いつまでも美しくいたい、と改めて思いました。年をとっても人の世話にならず、一生自分の足で元気に歩いていたいと目標がはっきりしました。

before　スマホ首、巻き肩、猫背の

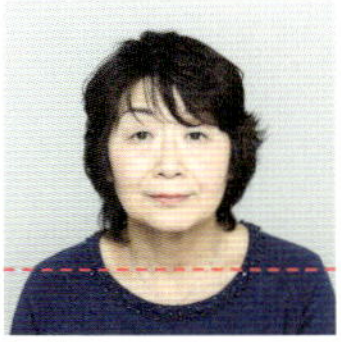

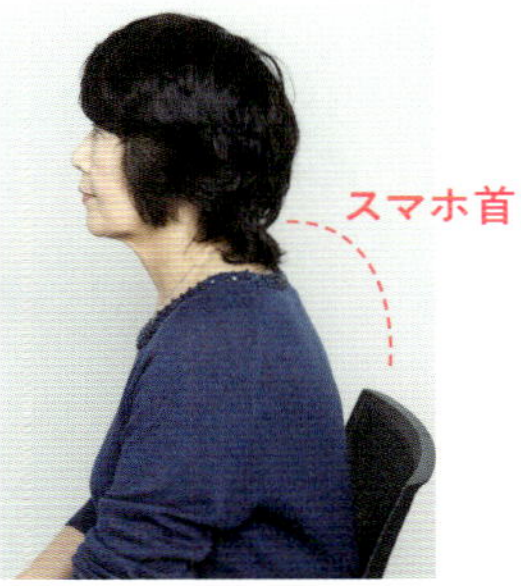

スマホ首のため、正面から見ると首が短く見えます。

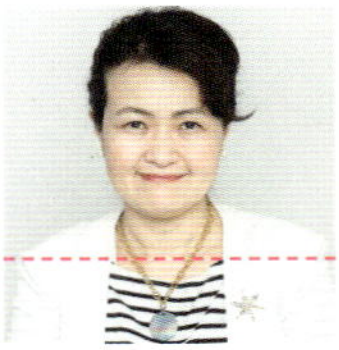

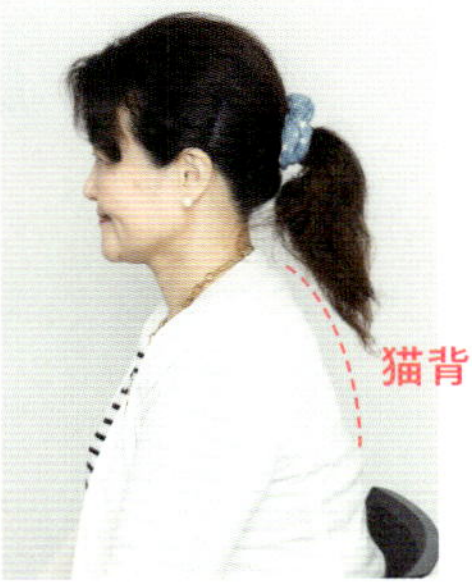

猫背のため、背中にぜい肉がついているように見えてしまっています。

after　首が長く、鎖骨が水平で、

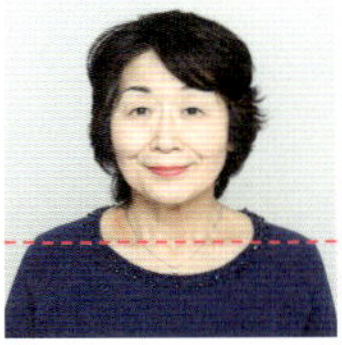

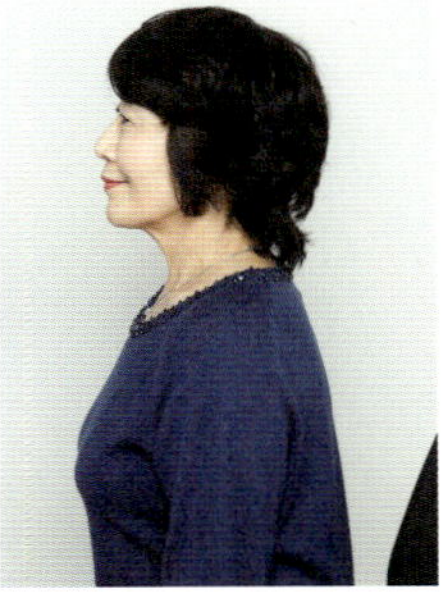

頭がうしろに移動し、首がきれいに見えます。背中もまっすぐに！

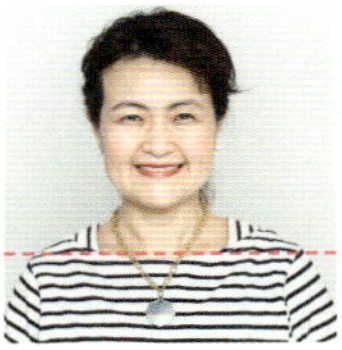

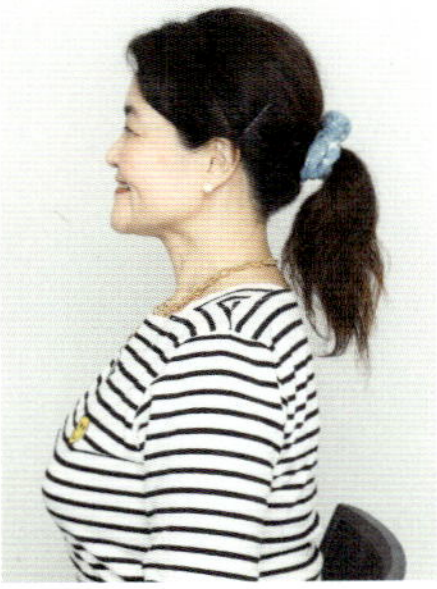

背中がすっきり！バストも上がり美しい！

トイレでヨガならできそう！

今西美恵子さん 63歳

before

自分で見ても、いろいろなところが下がってきているのを感じています。からだが猫背のようになっているので伸ばしたい。

after

とても楽しいレッスンでした。実際にやってみたい気持ちになれるところがいいですね。まず、「トイレで壁ドン」をやってみます。

からだの使い方がわかった！

大町幹子さん 49歳

before

顔全体がたるんできた気がするので止めたいです。からだがかたく、とくに股関節の可動域がせまいので、柔軟性を高めたいです。

after

からだの使い方がわかるだけで美しくなる、ということを実感しました。心に残ったのは、「そのからだはあなたがつくるもの」という言葉。毎日のヨガ、続けます！

AM 7:00

きれいな姿勢をつくる

朝、起き上がる前に「からだを伸びの～び」

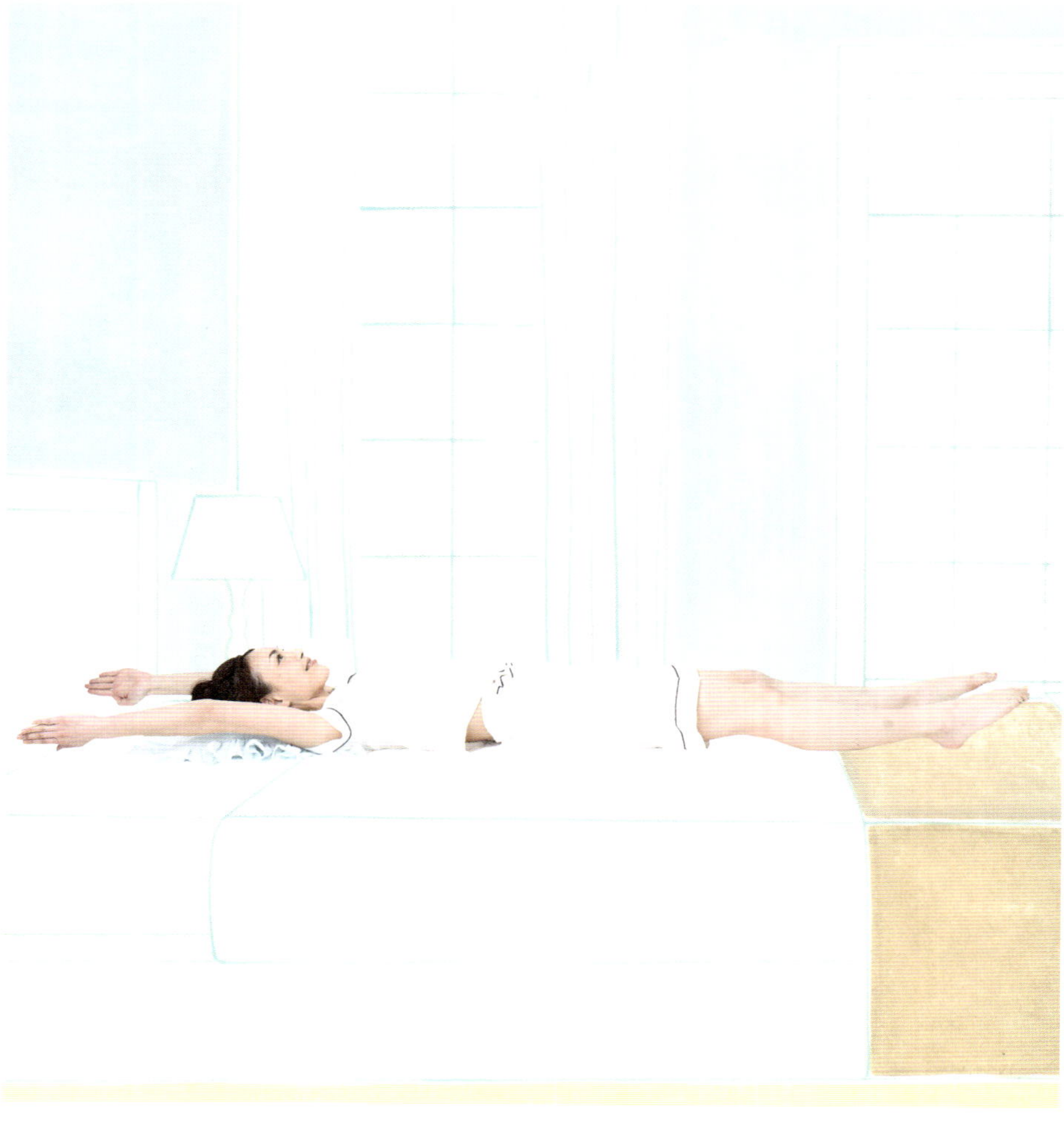

毎日のはじまりは心身とも清々しく。ゆっくりとからだを伸ばしながら、深く呼吸をすることで、1日を正しくきれいな姿勢からスタートすることができます。目が覚めたら、起き上がる前にあおむけのままの状態ではじめます。3回ぐらい繰り返すのがおススメです。

①

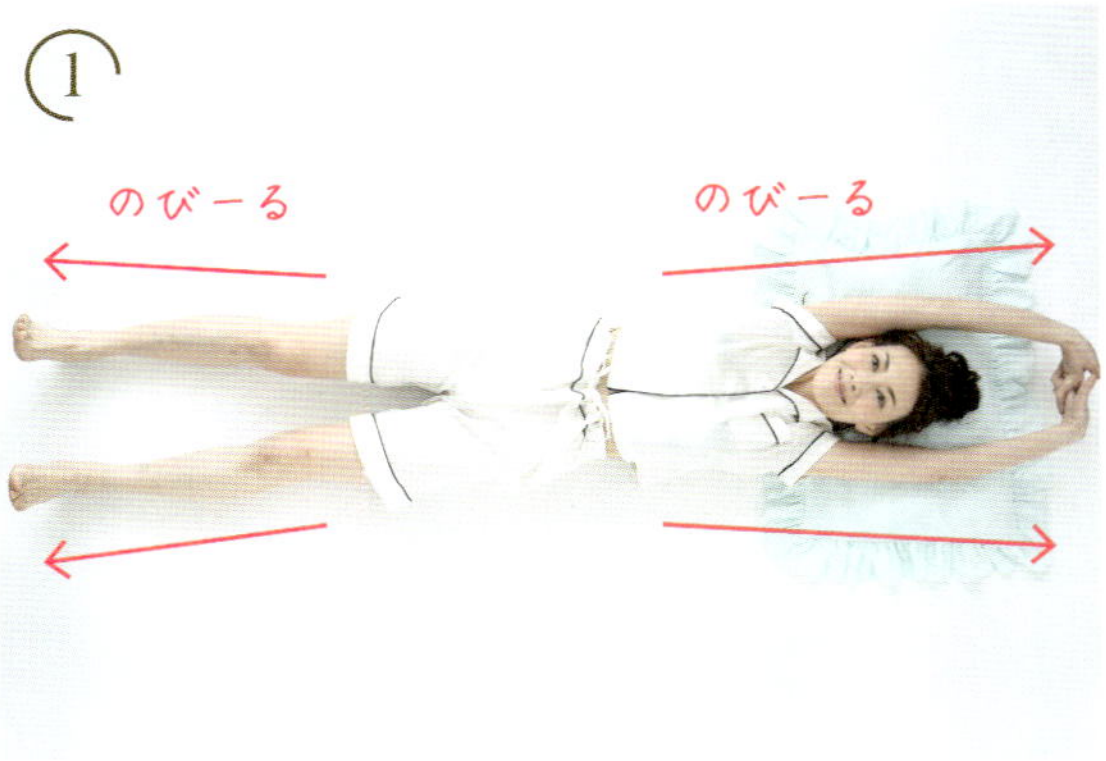

手を上げて足先・手先を伸ばす

息を吸いながら両手を頭のほうへスライド。手は伸ばしたままでも、写真のように手を組んでもOK。

息を吸いながら両手をからだの横に戻す

②

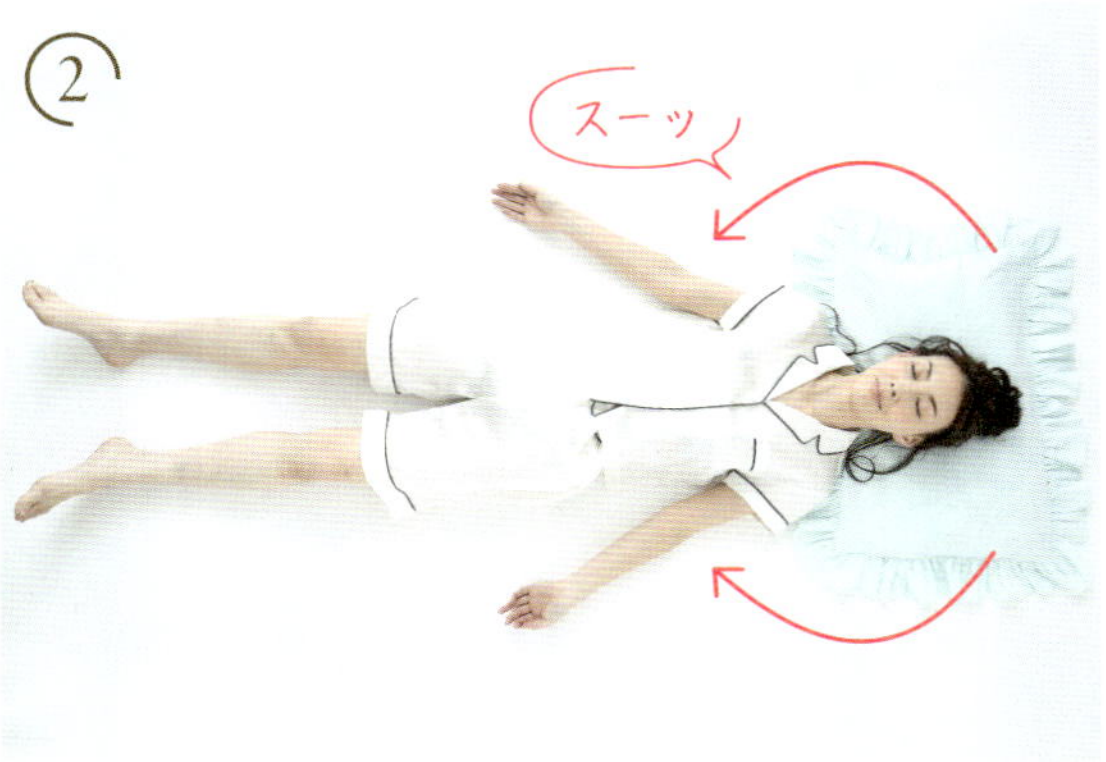

AM 7:15

太モモとお尻をひきしめる

いつもより一歩下がって「お尻上げ洗顔」

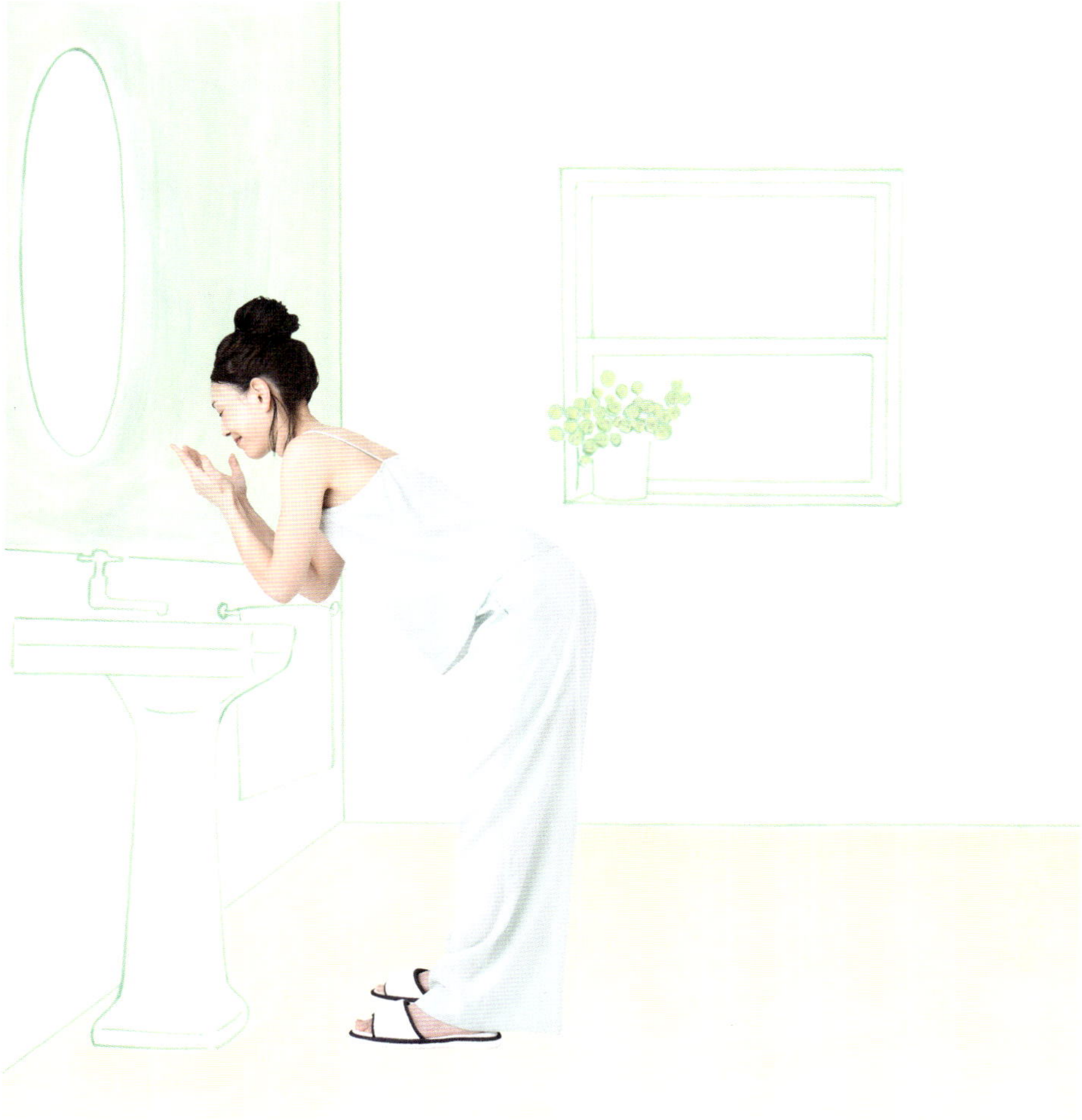

毎朝、顔を洗うときの習慣に。洗面台から一歩下がって顔を洗うと、太モモとお尻の筋肉に自然と力が入り、太モモのうしろの筋肉が気持ちよ〜く伸びていきます。これが自分の足で歩き続けるために大事。足のむくみやだるさ解消にも効果的。腰痛がある方は無理のない姿勢からはじめましょう。

①

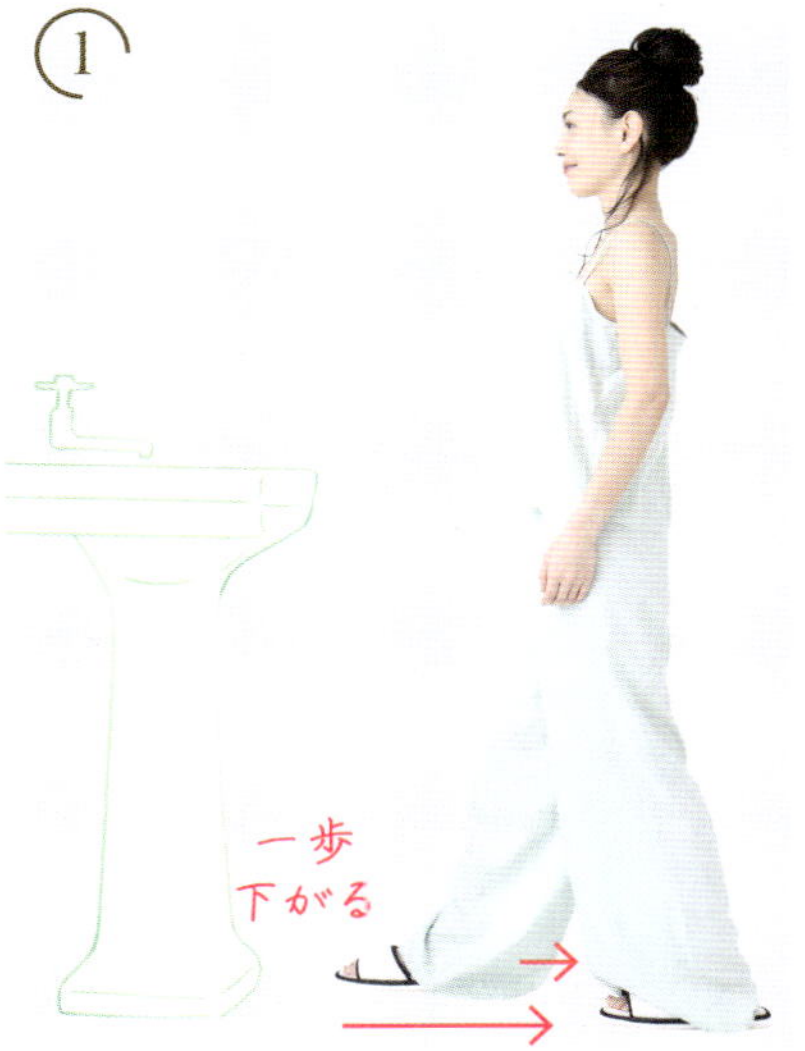

洗面台の前に立ち 一歩下がる

足は腰幅に開いて、足先を前に向けます。

②

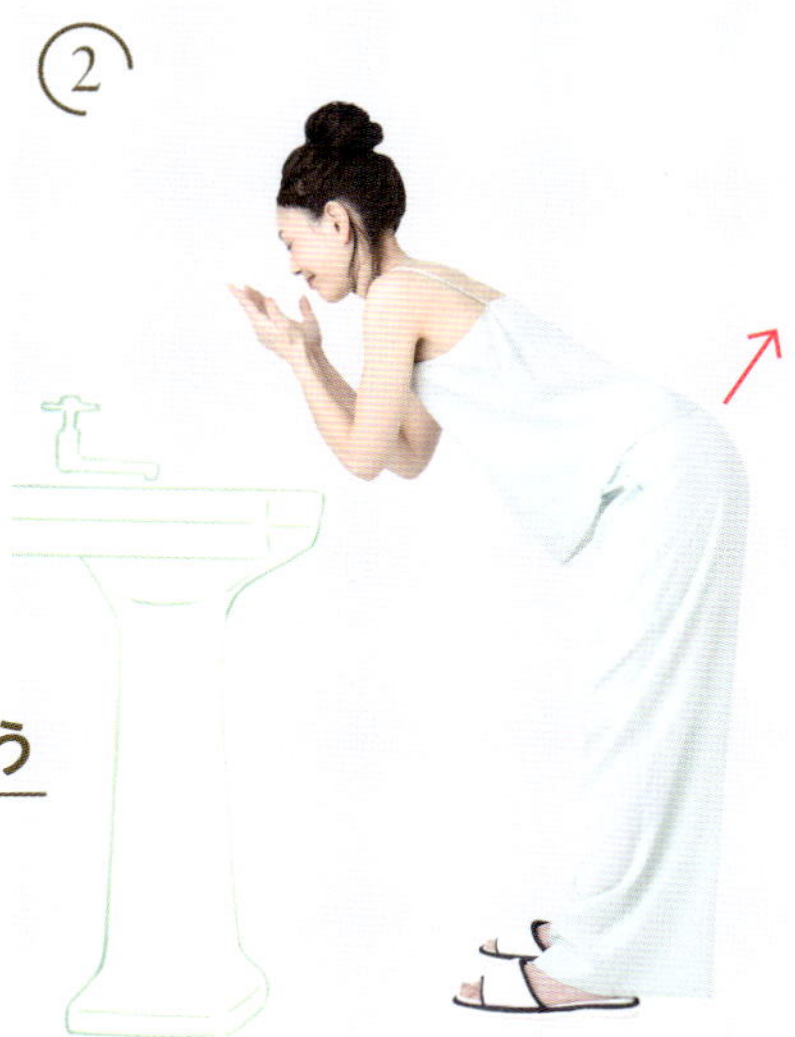

肛門が空に向くように 上半身を前に倒して ヒザを曲げずに顔を洗う

お尻の穴は、斜め上に向けるイメージです。

AM 7:20

二の腕をひきしめる

左右交互に「ヒジ上げ歯みがき」

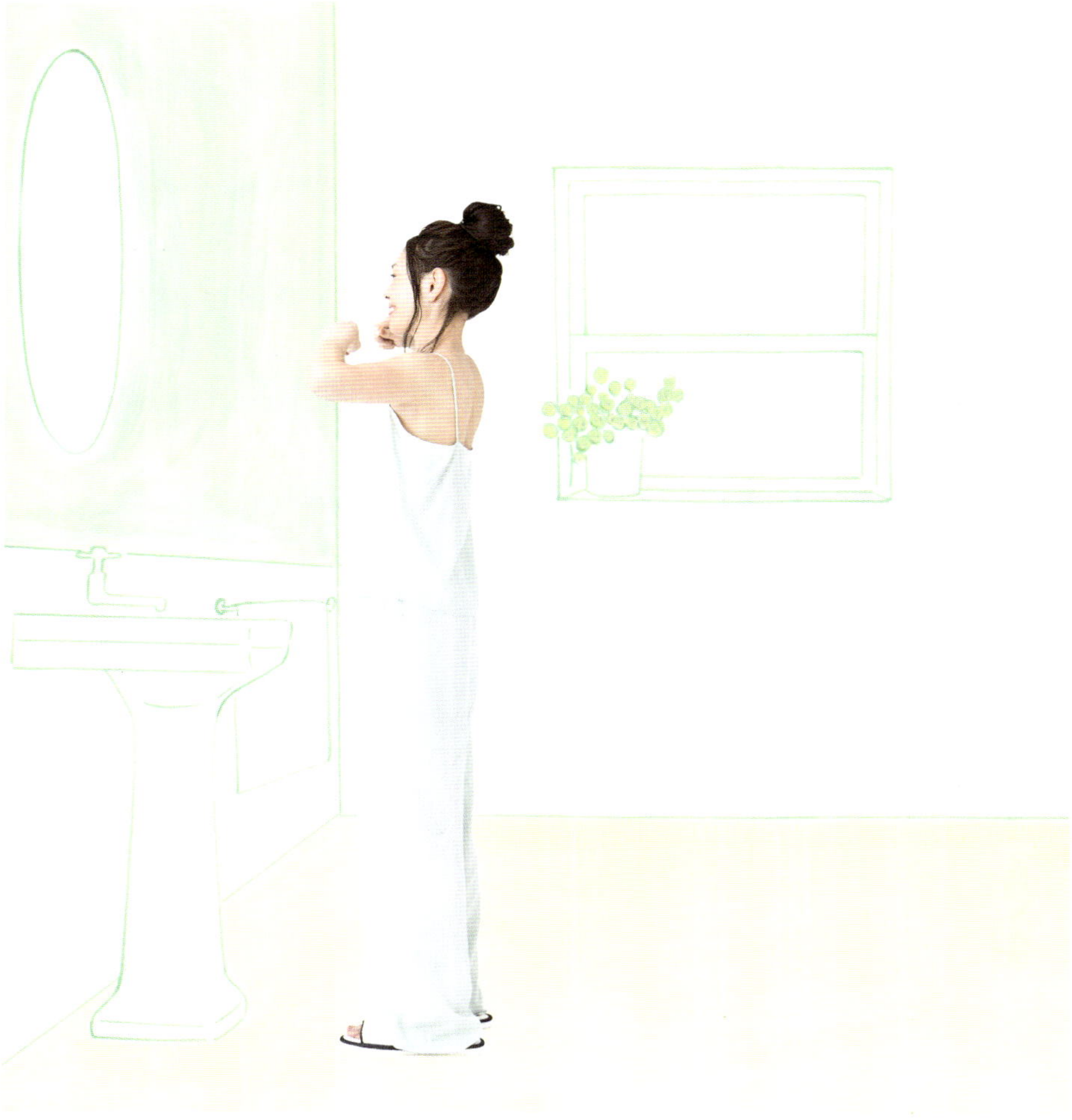

歯みがきは、二の腕をひきしめる絶好の機会。最初はつらいかもしれませんが、慣れれば自然と歯みがきの動作に連動するようになります。手の動きに慣れたら、足を左右交互に上げて、片足立ちをしてみるのもおススメです。足全体のひきしめに効果があります。

①

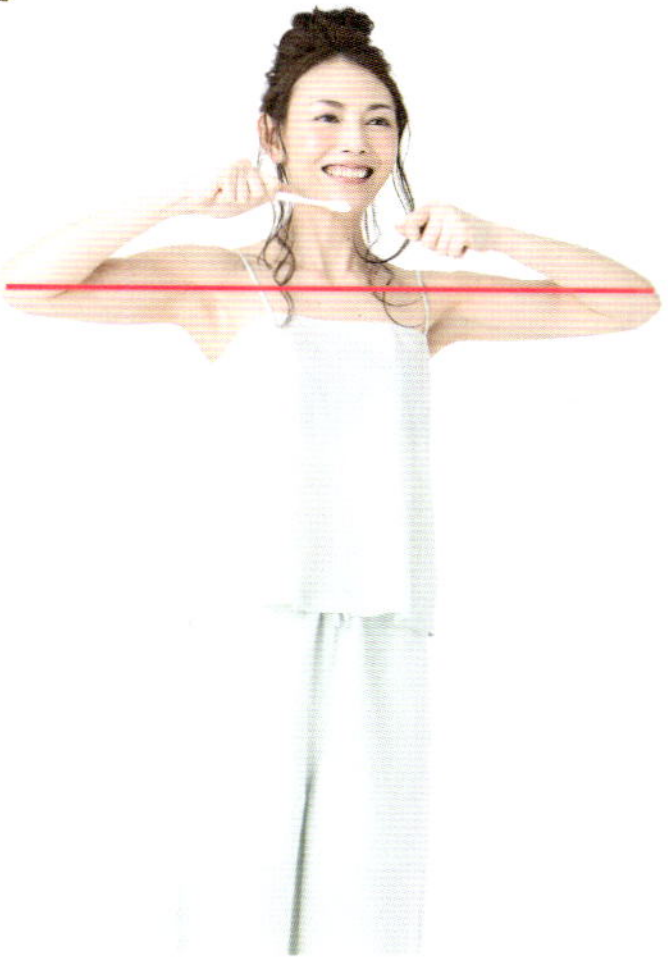

片手に歯ブラシを持ち肩と一直線になるように両腕のヒジを上げる

②

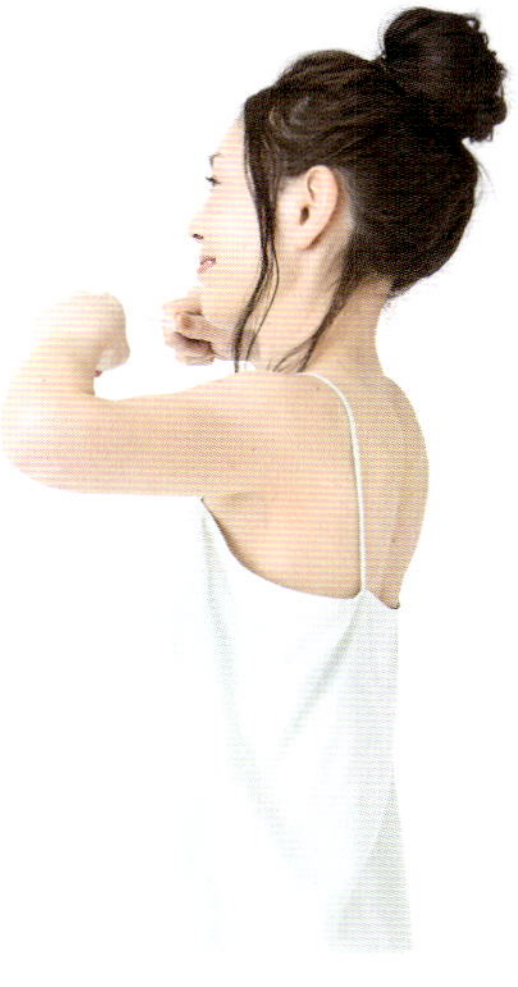

ヒジを上げたまま歯をみがく

持ち手を、右手と左手で交代しながらできるとベスト。

AM 7:30

美しい笑顔をつくる

「ビューティー呼吸」で朝食前にリラックス

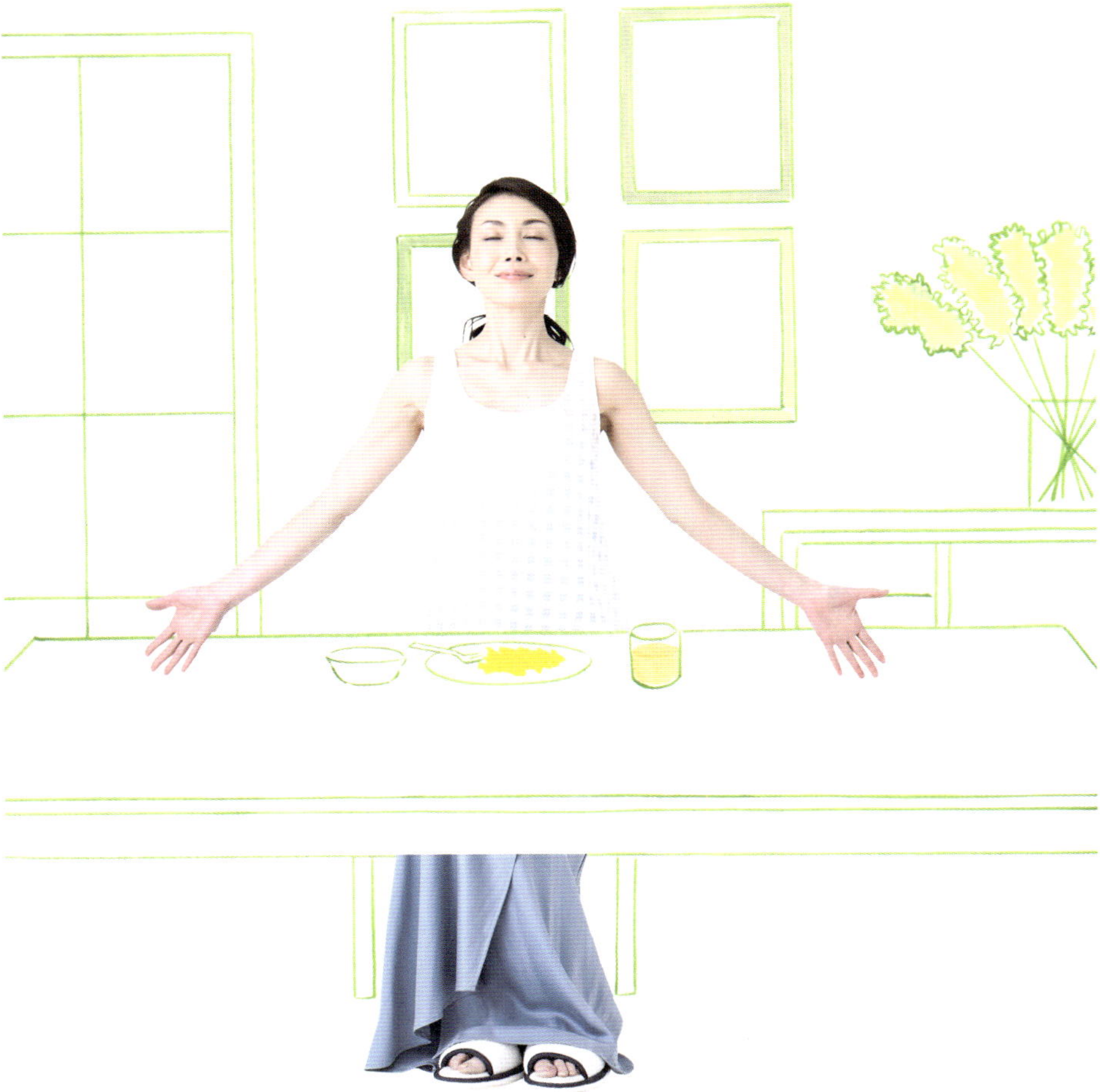

魔法の言葉、ビューティー。心から「美しくなれる」と思いながら言葉にだすと表情にあらわれるものです。難しければ、好きな食べ物をイメージするのもよいでしょう。自然と目が輝き、表情が明るくなります。笑顔で朝を迎えて、楽しい1日をスタートしましょう。

①

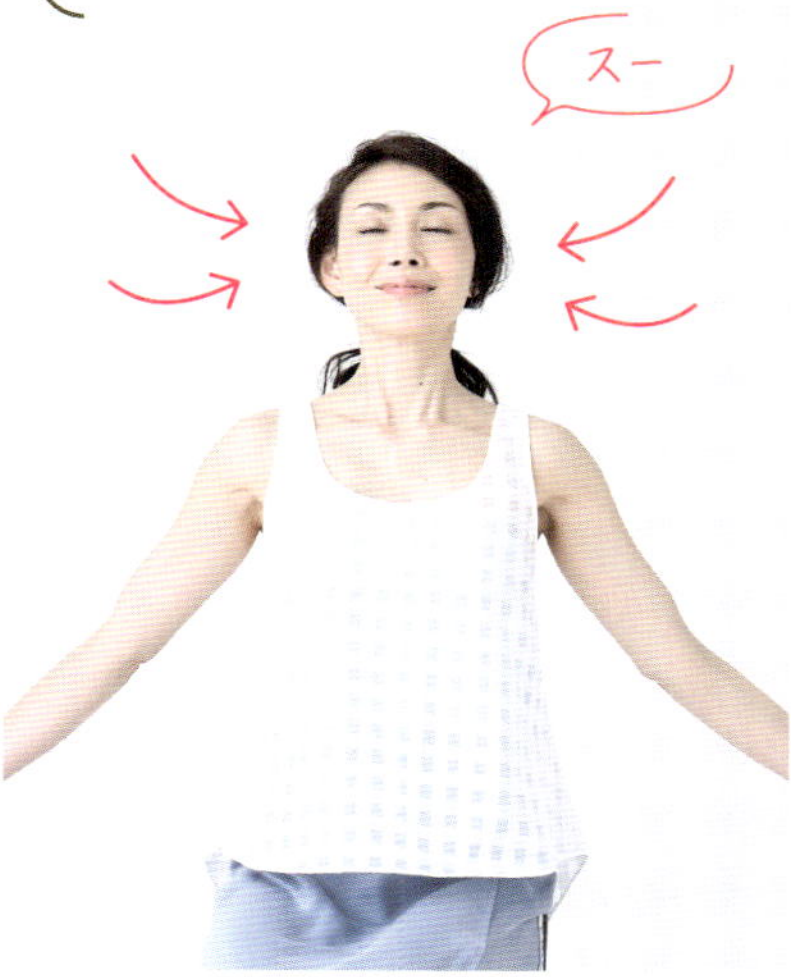

目を閉じて
大きく息を吸う

からだじゅうを酸素でいっぱいに満たします。

②

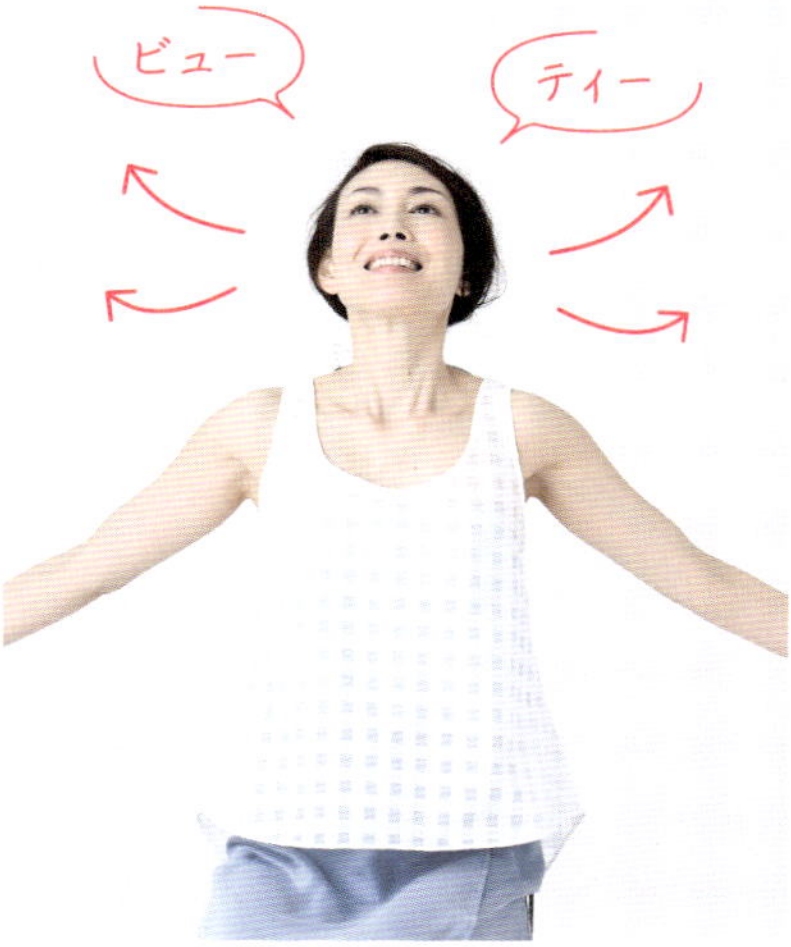

「ビューティー」と
言いながら
ゆっくり息を吐く

「ビューティー」が恥ずかしい方は、「うれしいー」「おいしいー」というフレーズでもOK。

AM 7:35

頬のシワとたるみを解消

ごはんを食べる前に「オーハー」

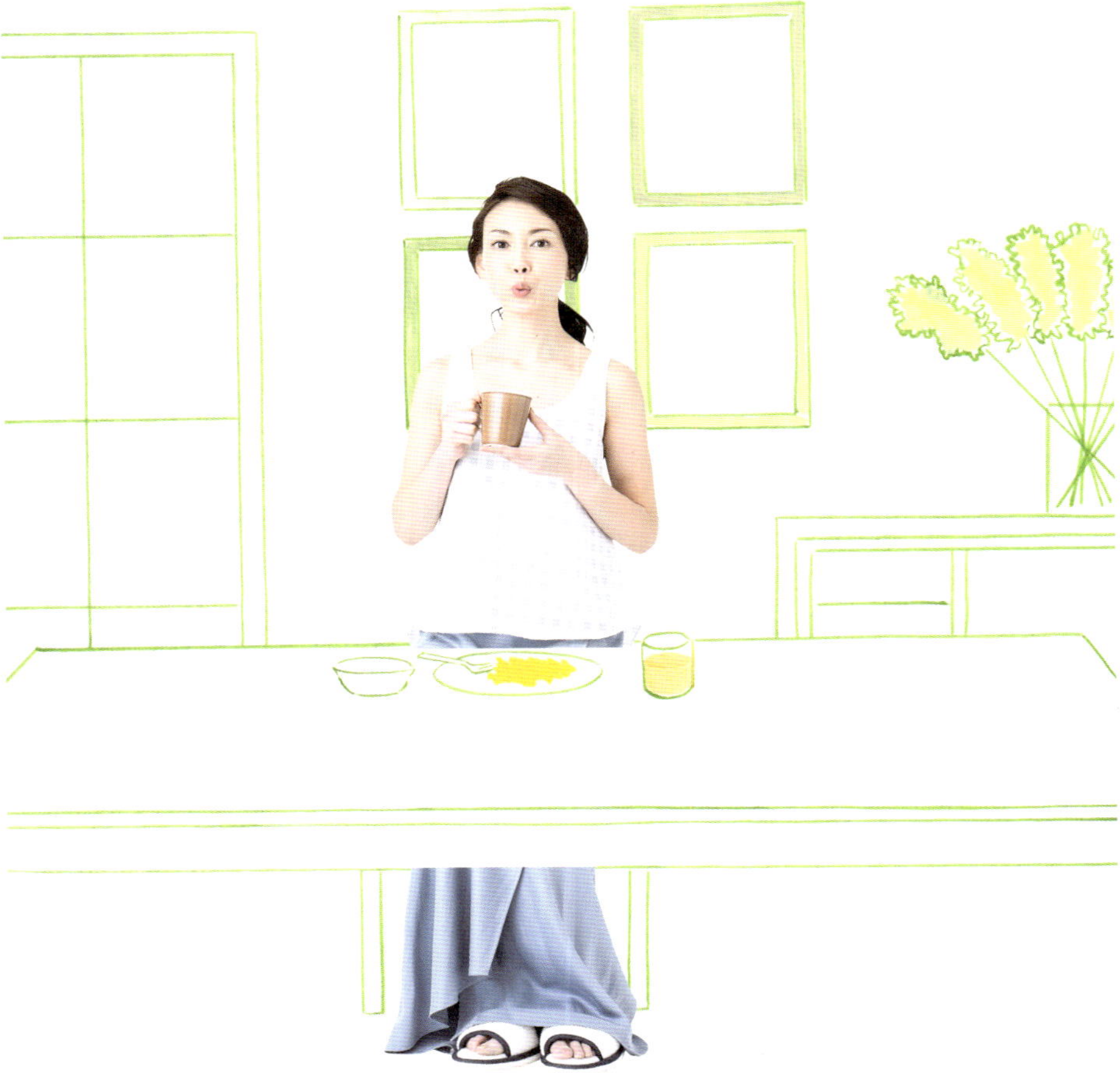

頬には３本の筋肉が走っています。一番外側の筋肉、大《だい》頬骨筋《きょうこつきん》を鍛えることで、頬のシワやみぞを改善します。「オーハー」と声にだすときの口の動きが、自然と大頬骨筋を鍛えてくれます。少しオーバーなくらいの表情を心がけると効果がアップ。

①

口を縦に大きく開け
「オー」と声をだす

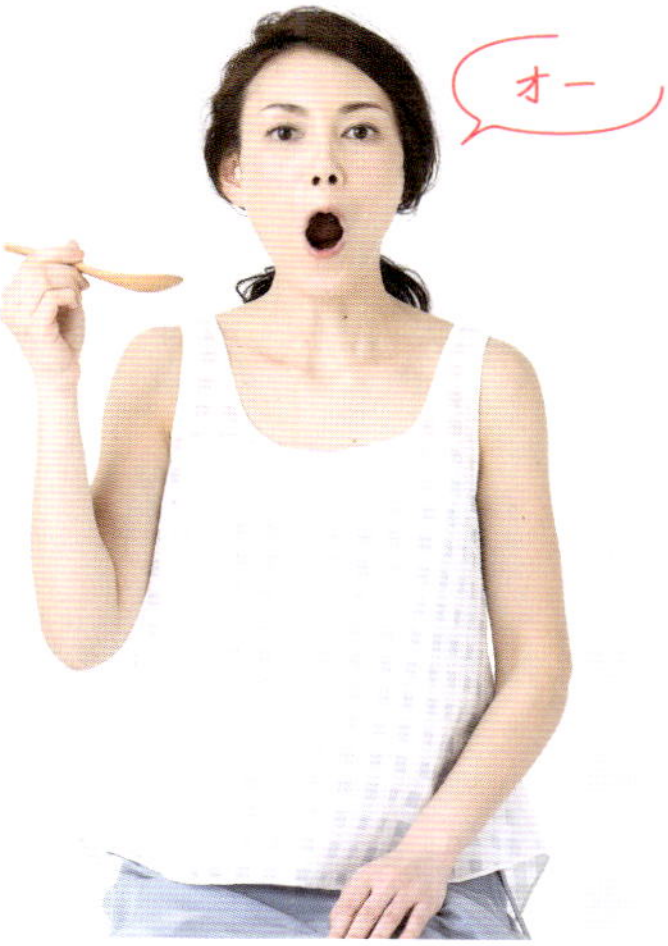

②

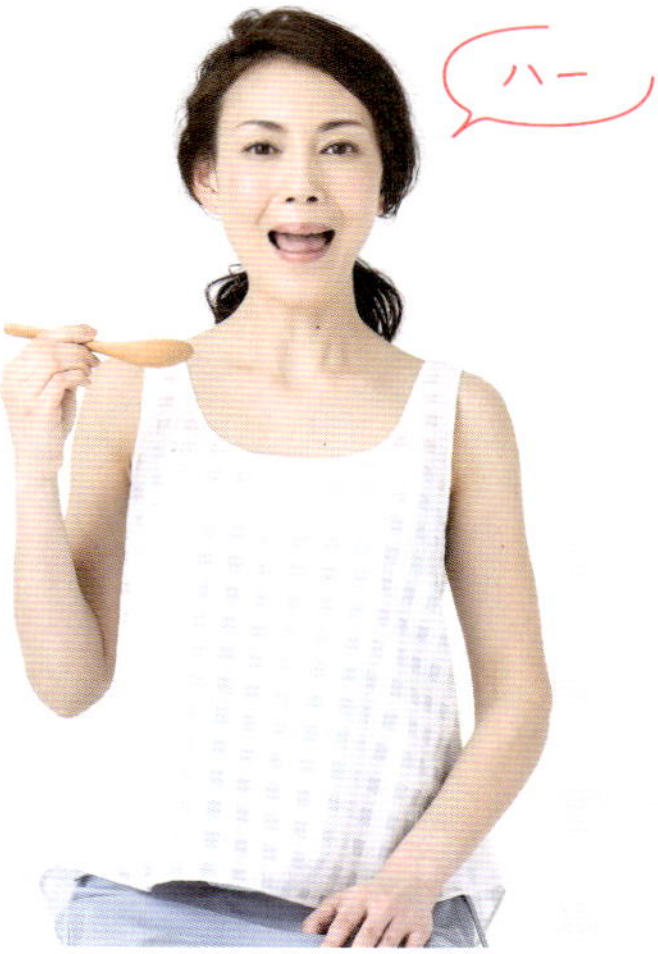

上下の歯が見えないように
気をつけながら「ハー」の
口にして声をだす

時間に余裕があるときは、
３回ほど繰り返すと効果的。

AM 8:30

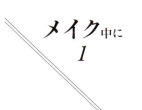

顔のたるみをとる

メイクしながら「フェイスヨガ」

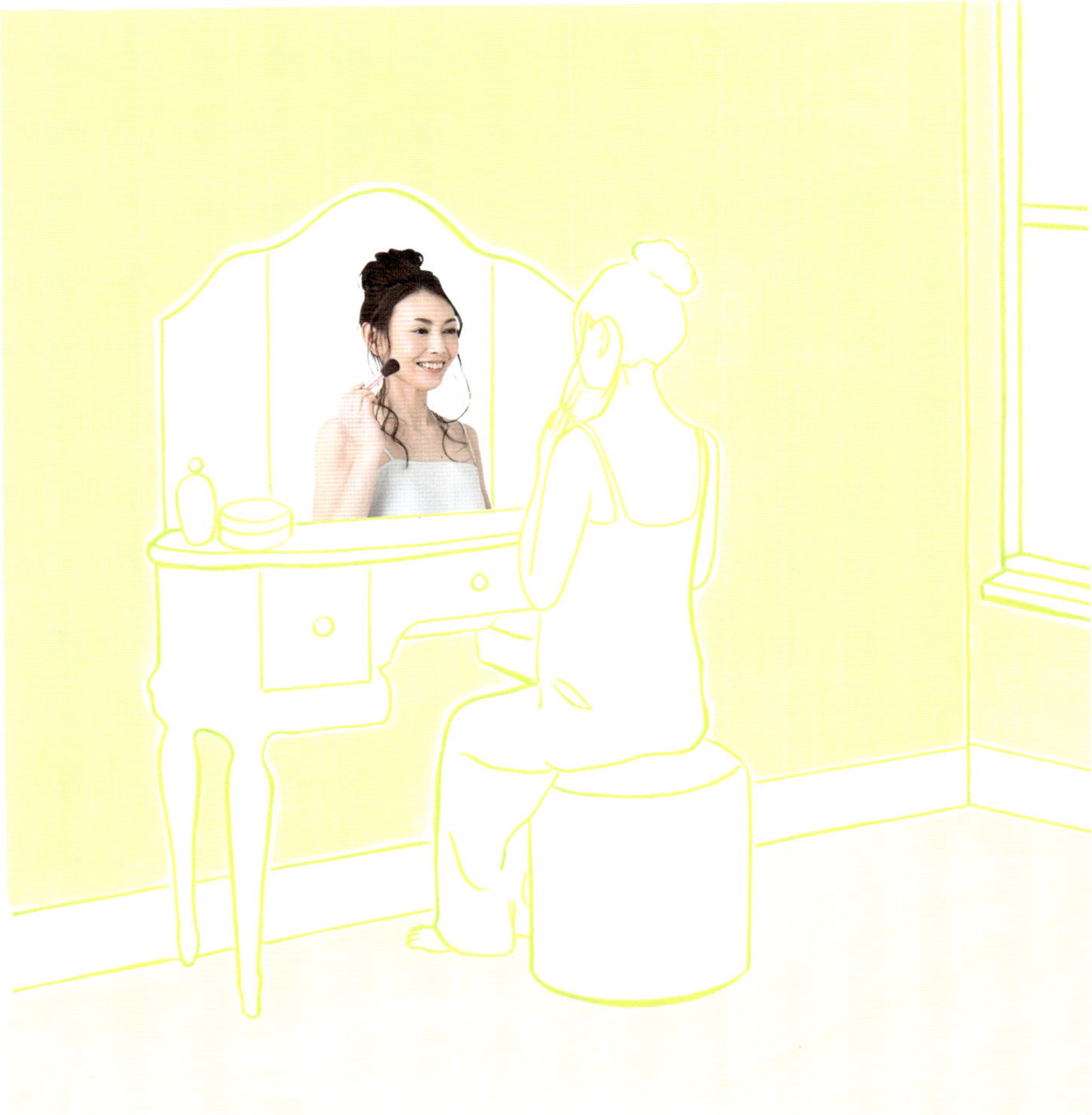

「上目づかいでアイブロウ」で、下まぶたのたるみを予防。加齢で下まぶたはどんどん垂れ下がっていきます。下まぶたを鍛えれば、涙袋がぷっくりして、若々しい印象に。下まぶたをひき上げるときに眉を上げないように注意。難しければ、おでこに手を当ててください。

①

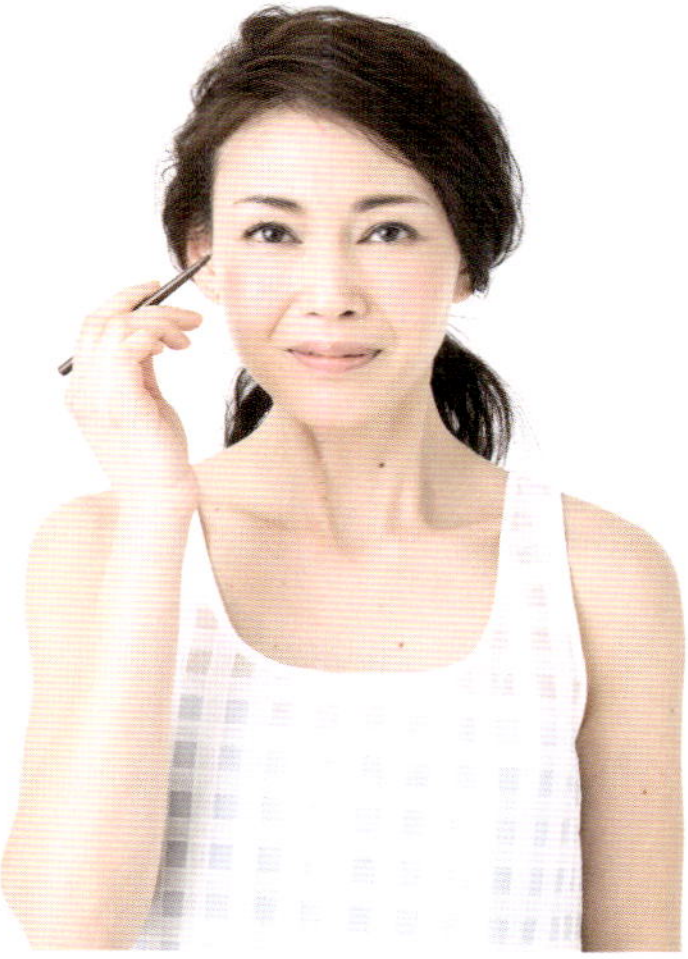

鼻の下を伸ばして
下アゴをひき下げ
上目づかいに

鼻の下をしっかり伸ばすと、さらに下まぶたに負荷がかかるので効果アップ。

②

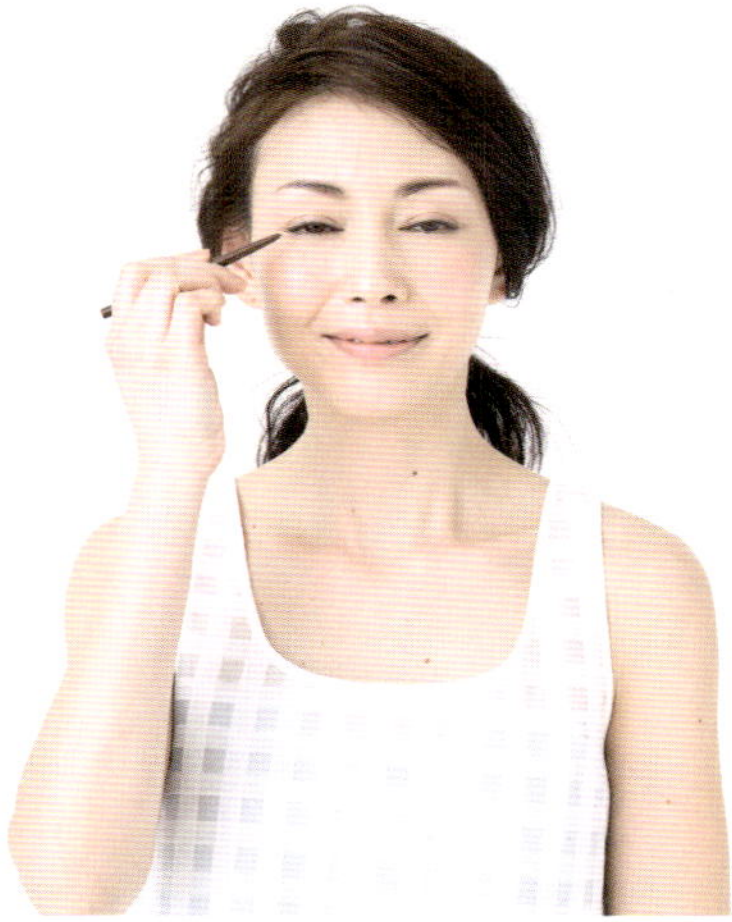

下まぶたをひき上げて
目を細めて
眉毛を描く

目を細めたときに下まぶたに指を当てて、かたくなっていたら効いている証拠です。

「薄目アイメイク」で、上まぶたのたるみを予防。「なんだか目が小さくなった？」と感じている人は、上まぶたのたるみが原因かも。アイメイクのついでに、上まぶたの筋力を鍛えて、パッチリおめめに戻しましょう。

①

眉をゆっくりと上げて そのまま薄目にする

眉をはやく動かすとおでこのシワになるので、ゆっくりと。難しい方は目を閉じた状態から、徐々に薄目に。

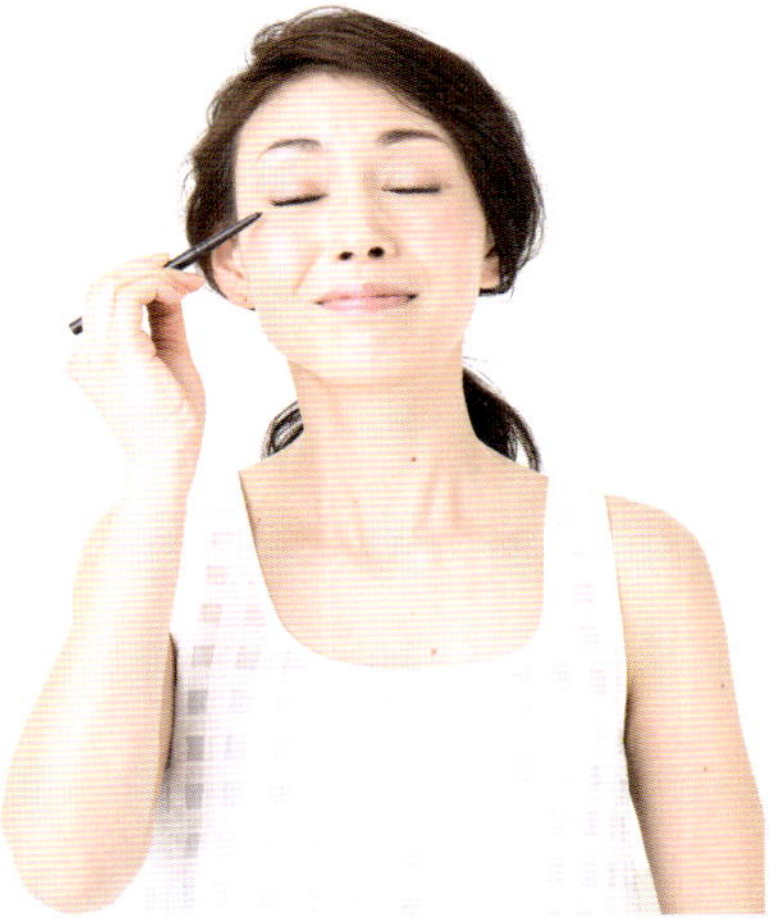

②

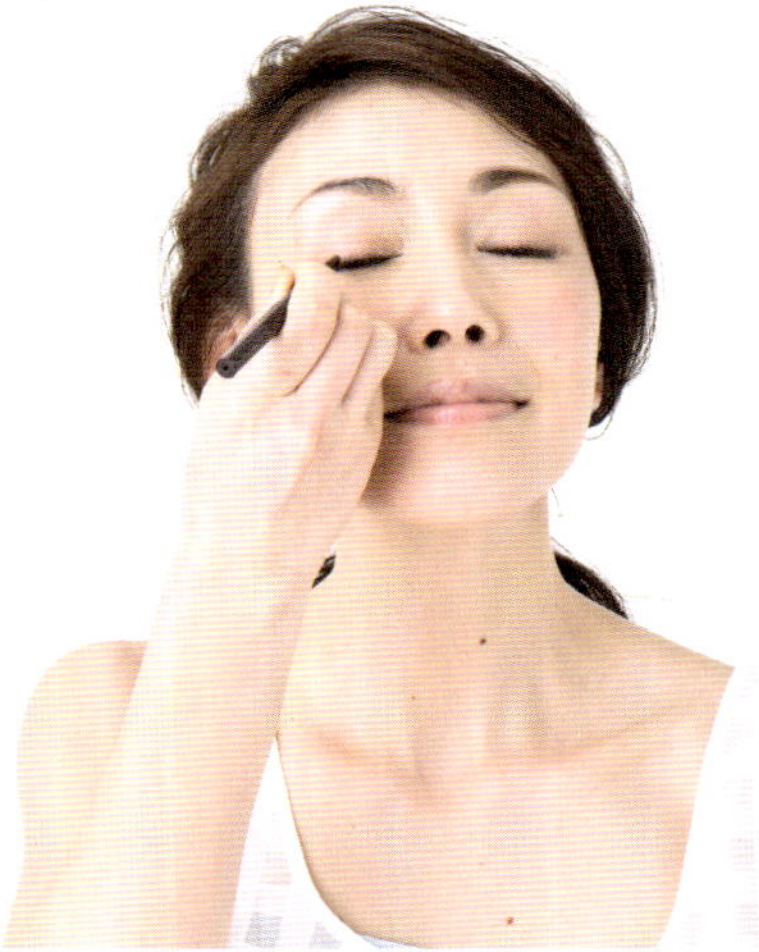

薄目のまま アイラインや アイシャドウをつける

描いているときに、息を止めないように注意してください。

「ビューティーチーク＆リップ」で、たるんだ頬や下がった口元をリフトアップ。年を重ねると表情筋が衰えて、表情が乏しくなりがちです。知らず知らずのうちに無表情で過ごしていることも。魔法の言葉「ビューティー」を唱えれば、自然にリフトアップして明るい表情になります。

①

「ビューティー」と言い頬を上げてチークを入れる

上の歯が10本見えるくらいに頬を上げましょう。頬がぐっと上がるので一番高いところにチークを入れます。

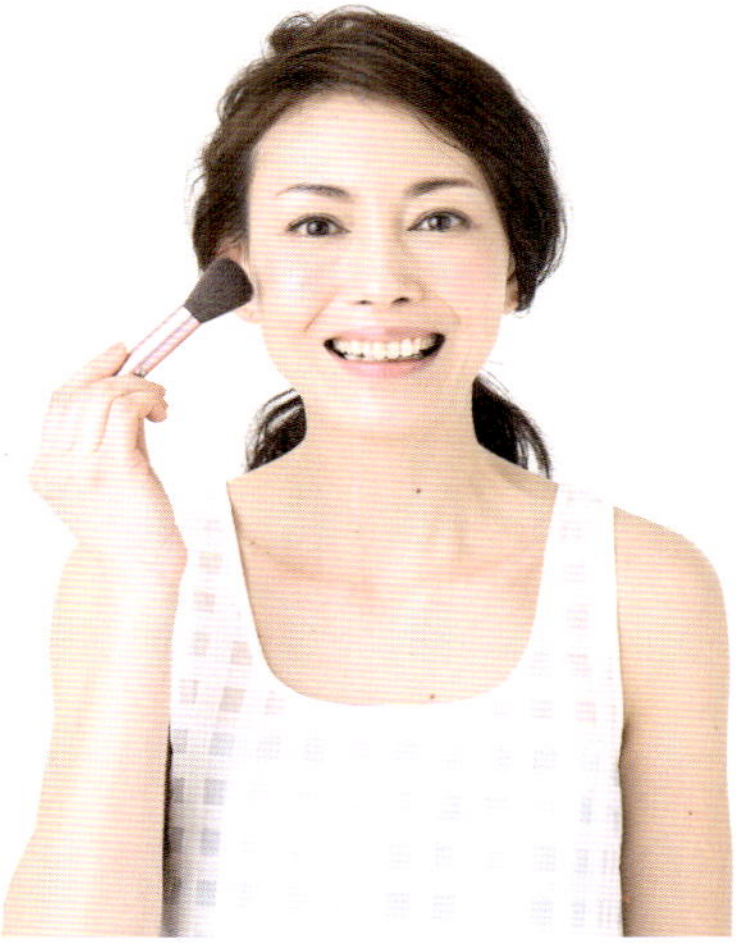

②

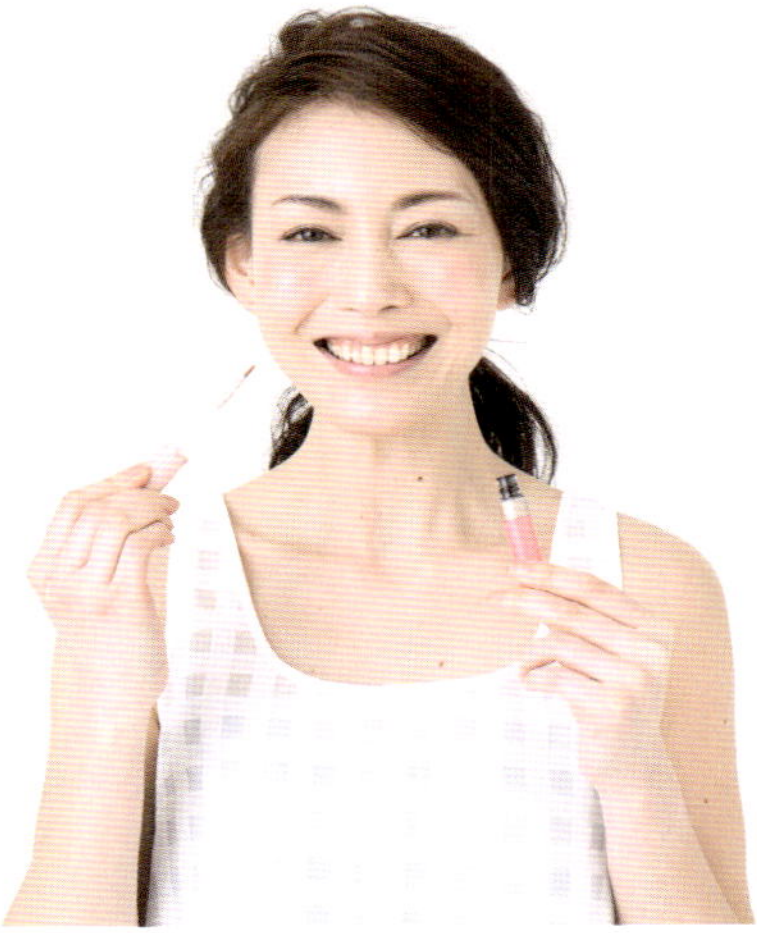

「ビューティー」と言い口角を上げてリップを塗る

①と同様に、上の歯が10本見えるくらいに口角を上げます。

AM 11:00

骨盤のゆがみをとる

洗濯物は一歩下がって「左右均等体側伸ばし」

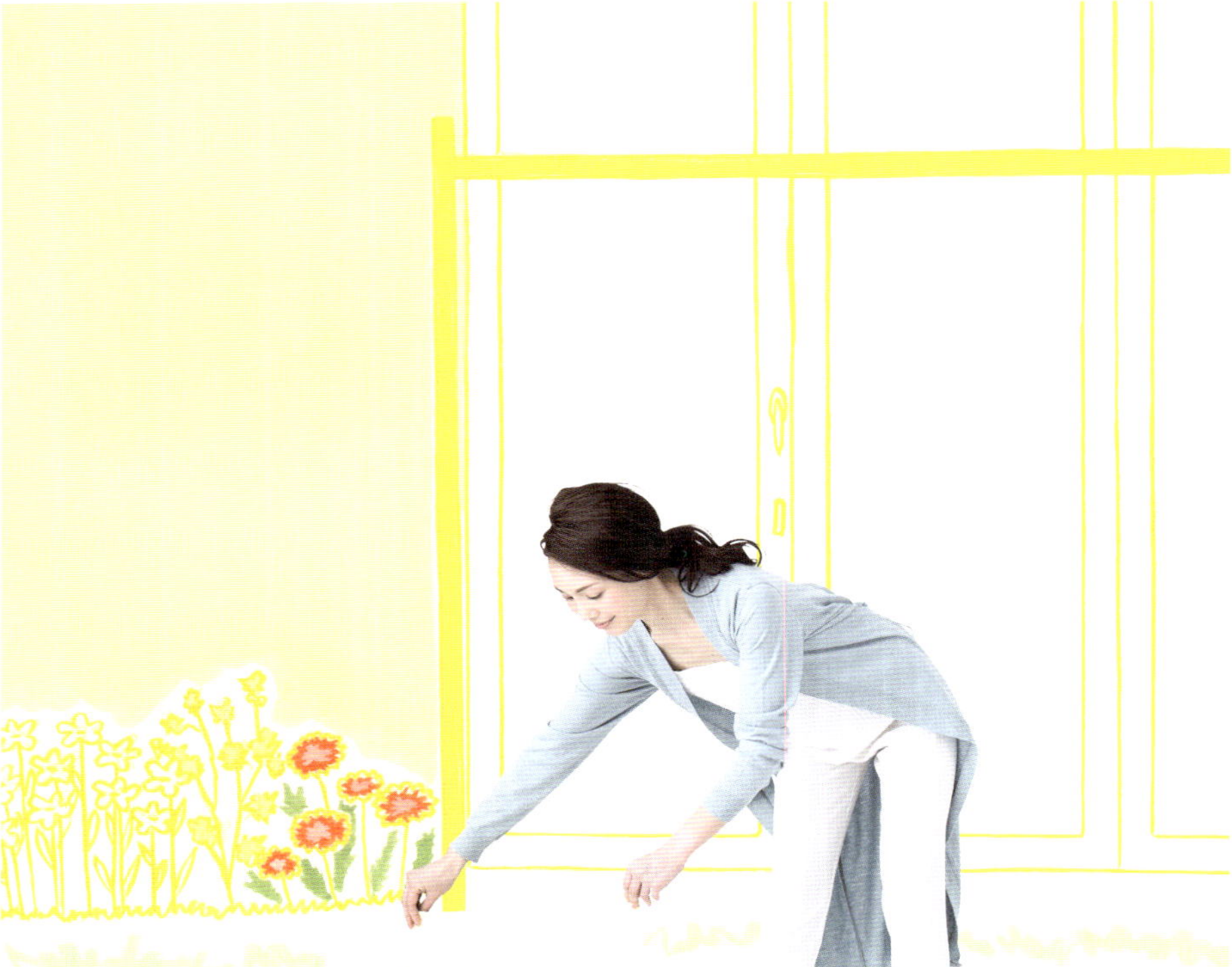

意識をしないと、なかなか伸ばすことのないからだの側面。日常生活でクセがつき、左右でかたよりが生じやすい部分です。しっかり左右均等に伸ばすとバランスがよくなり、ゆがみが解消されます。洗濯物を入れたかごを用意して、真横に立ってはじめてみてください。

①

ヒザを曲げずに
上半身を横にひねって
洗濯物をとる

横に倒すときに息を吐くと、やりやすくなります。

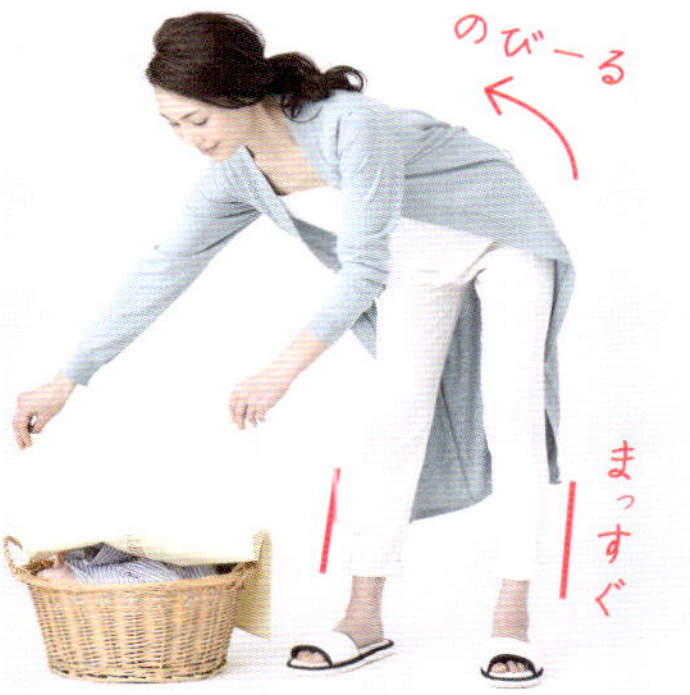

②

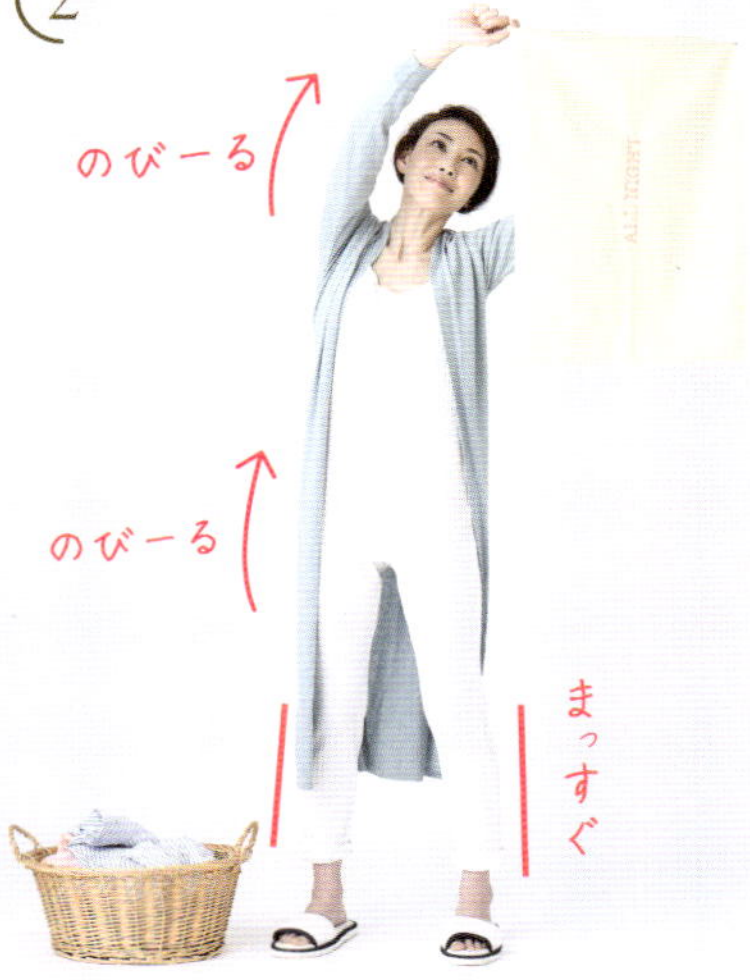

上半身を
反対側にひねりながら
洗濯物を干す

①とは反対側の体側が伸びます。右と左で、やりにくい方の回数を多く行うようにしてください。

AM 11:05

おなかまわりをひきしめる

「ハンガー背伸び」で高く高く

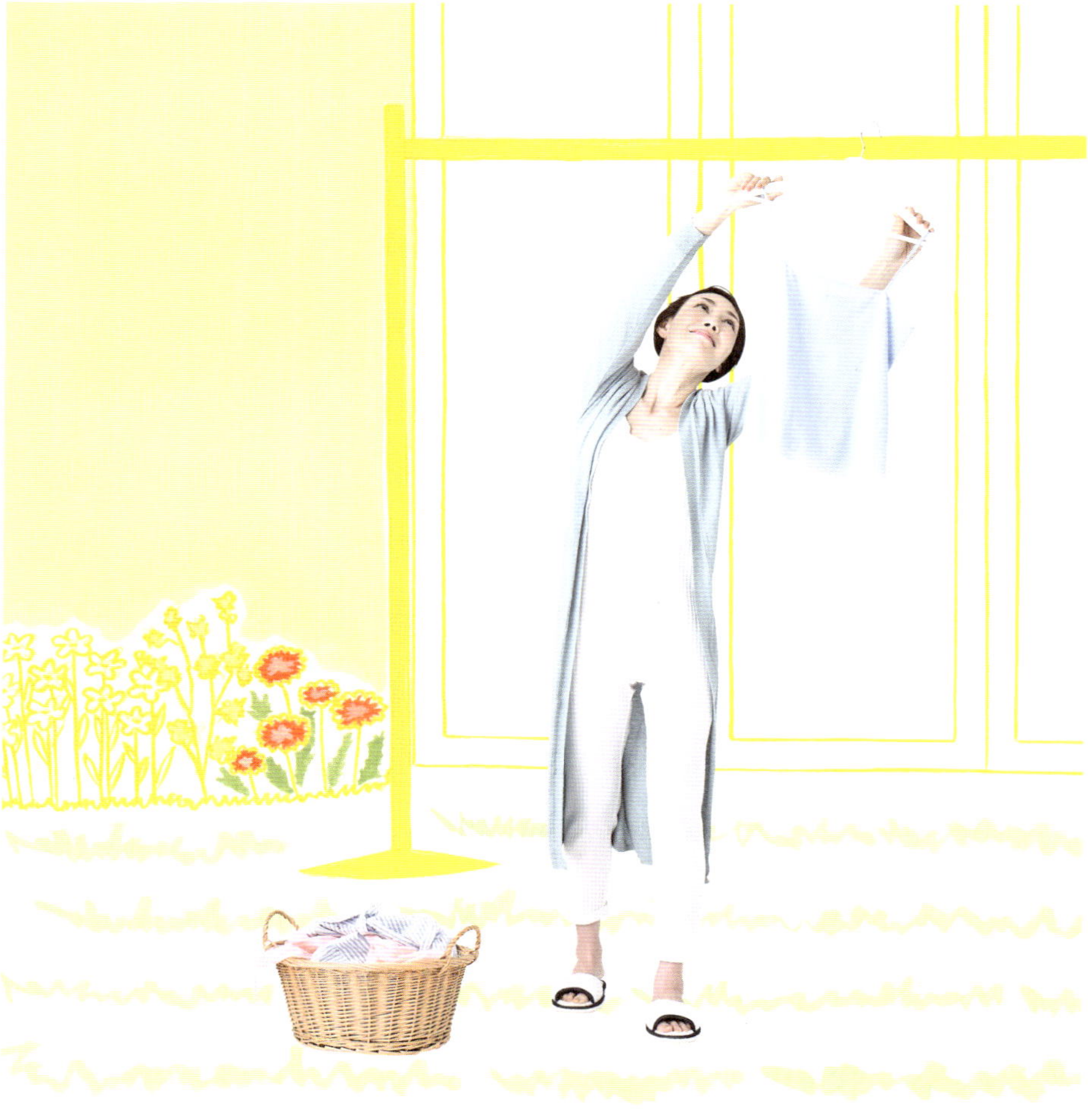

物干し竿はあえて背伸びしないと届かない高い位置に設置しておきます。ハンガーに洋服をかけたら、思いきり全身と腕を伸ばしながら物干し竿へ。腕を上げる動作によって自然と体側が伸びるので、おなかまわりのひきしめにも効果があります。

①

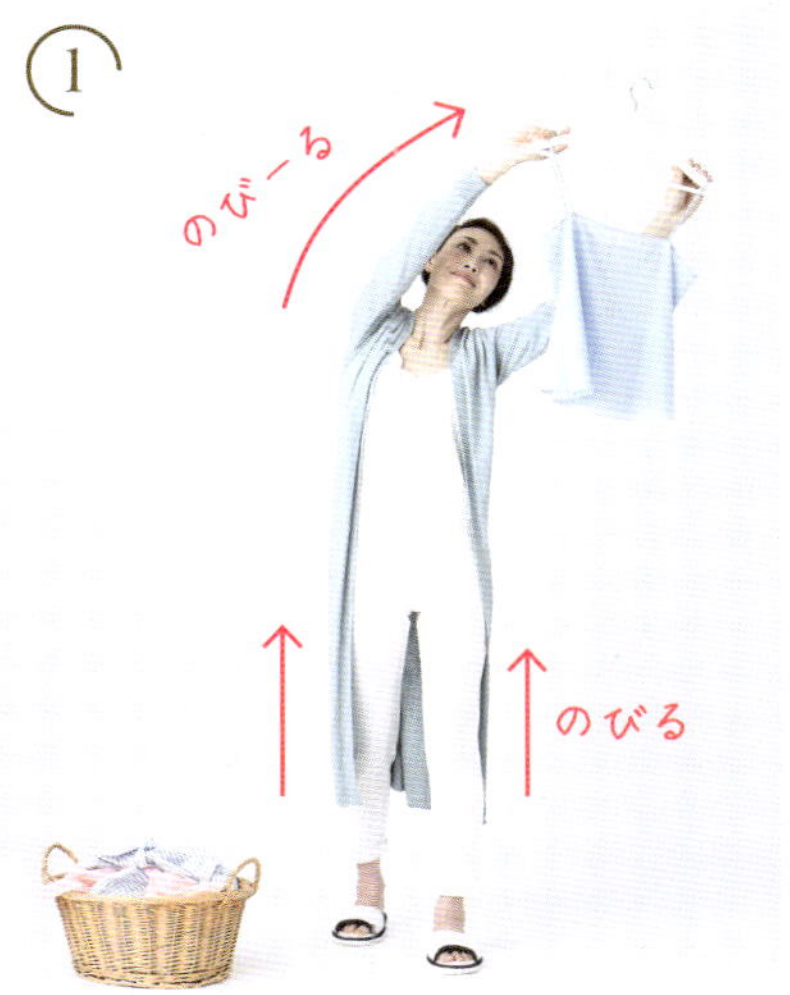

上半身を横にひねって
洗濯物をとり
ハンガーにかける

ヒザを曲げないように注意。

②

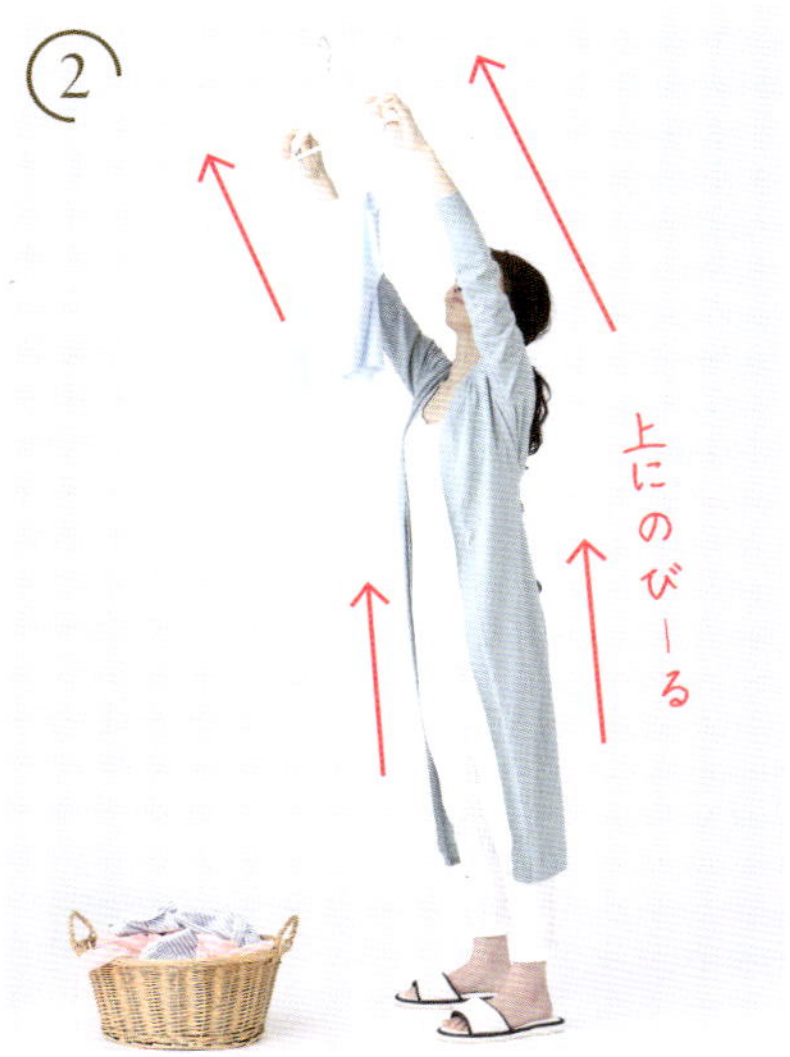

全身をまっすぐ
伸ばしながら
干す

PM 1:00

かたまった股関節をほぐす

テレビを見ながら「足裏合わせ」

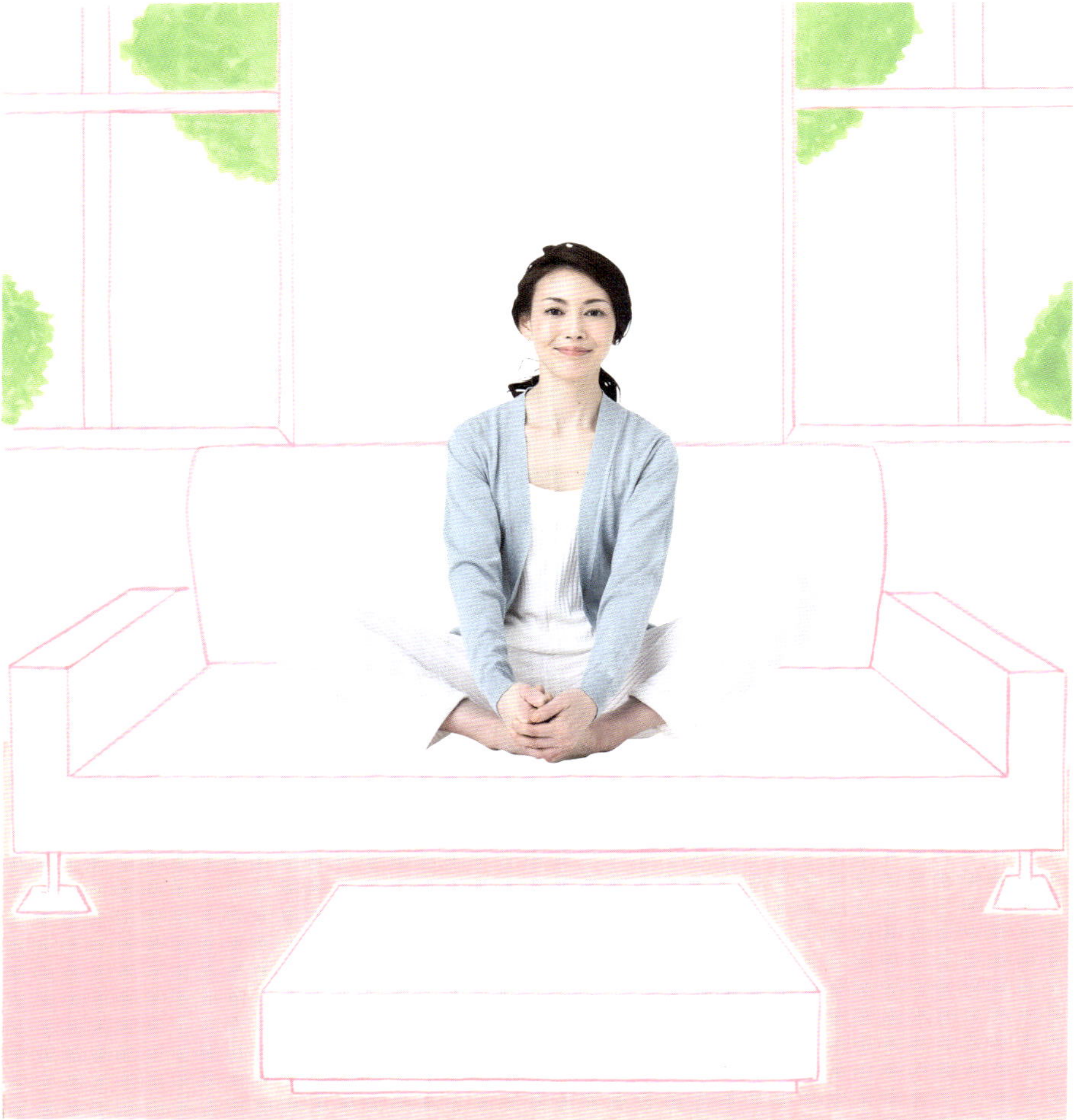

テレビを見ている時間も有効活用。左右の足裏を合わせる合蹠《がっせき》のポーズで、股関節をほぐします。股関節がかたくなると、腰やヒザの痛みを引き起こしたり、血流が滞り、冷え・むくみなどの不調にもつながります。生涯、自力で歩き続けるためにも、こまめにケアしてください。

1

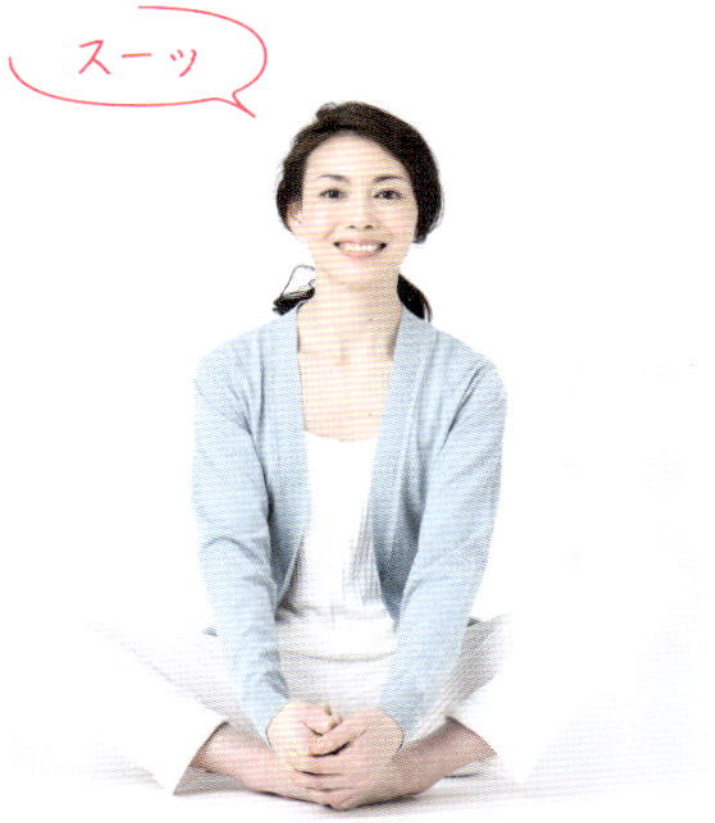

床に座り足の裏と裏を合わせて合蹠のポーズ

両手で足先をもち、ゆっくり深呼吸。

2

足先とお尻に体重移動しながら前後にゆれる

足先に乗ったときに、おへそを押しだし、空を見ます。ゆっくり行ったり来たり10秒！

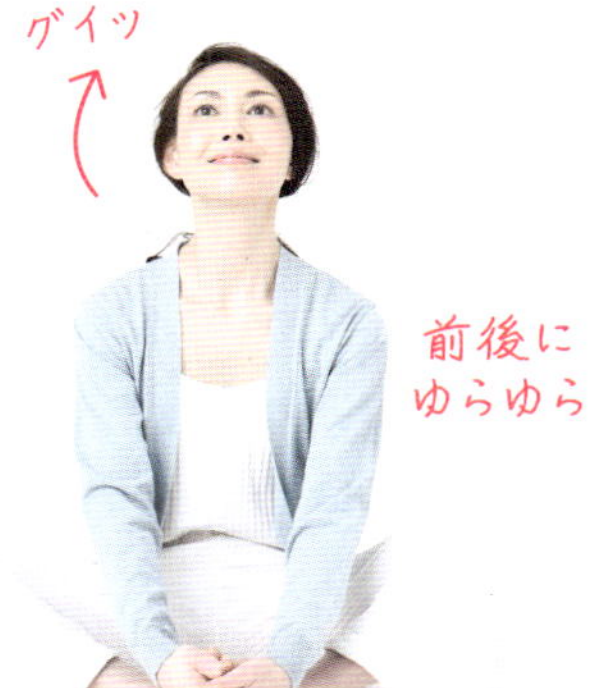

PM 1:30

美しいわき腹をつくる

リラックスしながら「わき腹伸ばし」

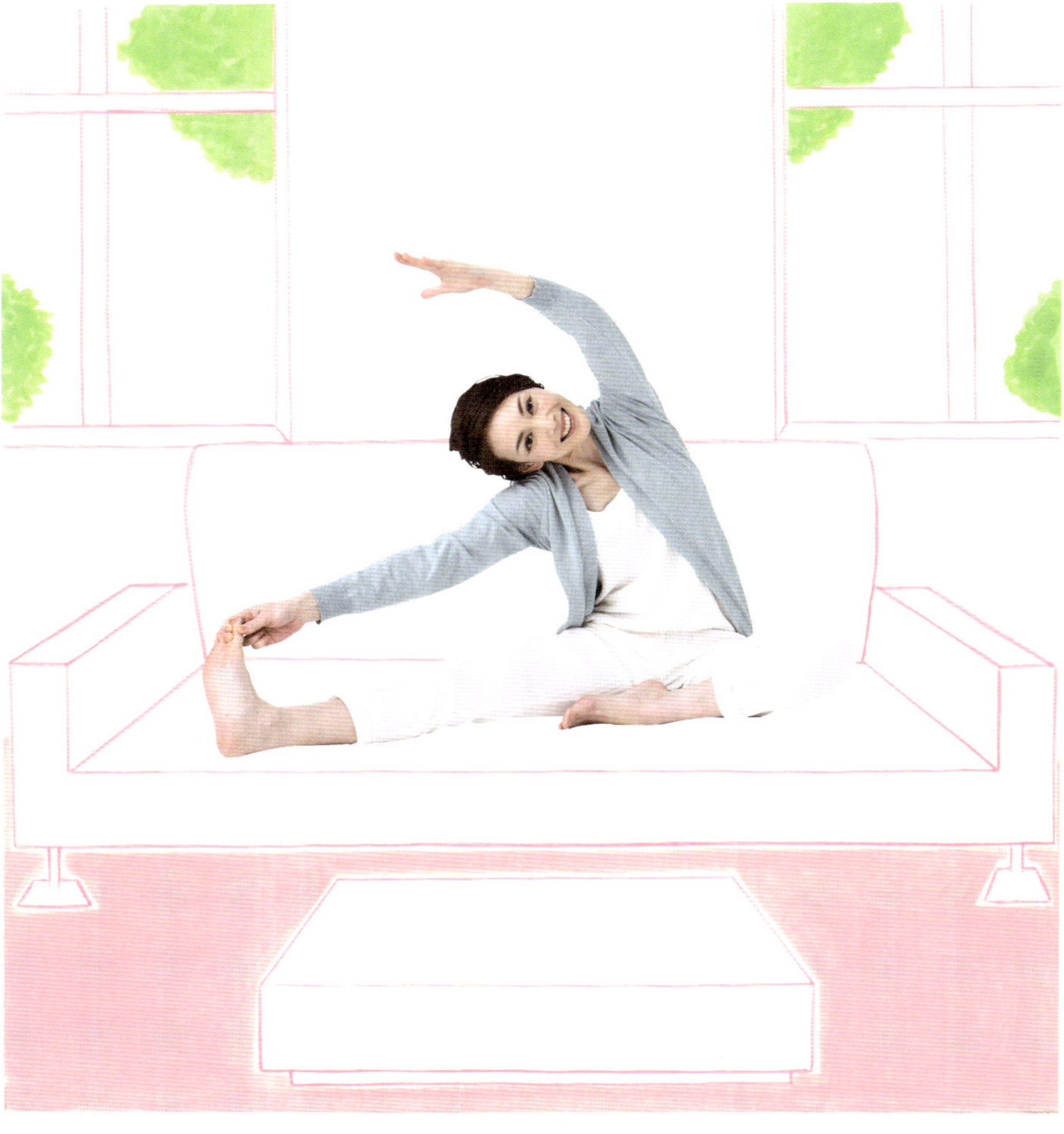

テレビを見ながら、わき腹を伸ばします。美しいくびれをつくるだけでなく、わき腹が柔らかくなることで、深い呼吸ができるようになります。息を吐きながら、空をイメージして片方の手をぐっと上に伸ばします。肩関節を緩めるので肩コリにも効果的。

①

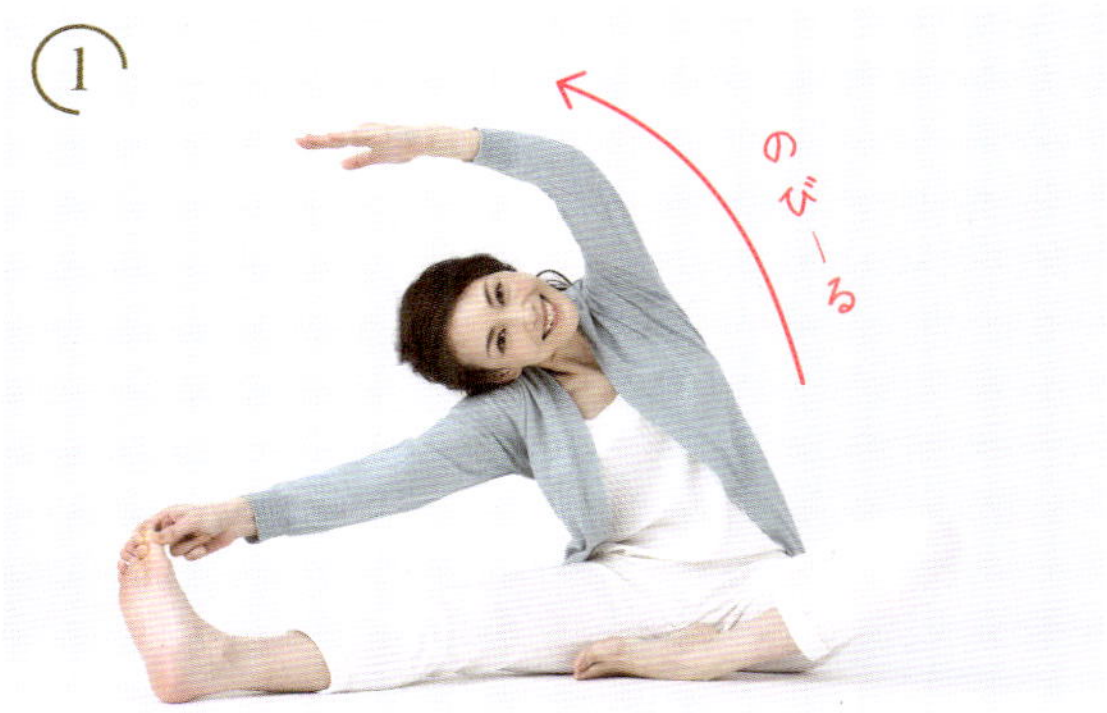

右足を横に開いて右手で足先を持ち左手を上に伸ばす

左手を上に伸ばして、右足先へ近づけます。姿勢をキープして、ゆっくり３呼吸。

反対側も同様に行う

３セットを目安に行いますが、右と左でやりにくいほうを多めに行いましょう。
腕が耳につくぐらい伸ばせるとベストです。

②

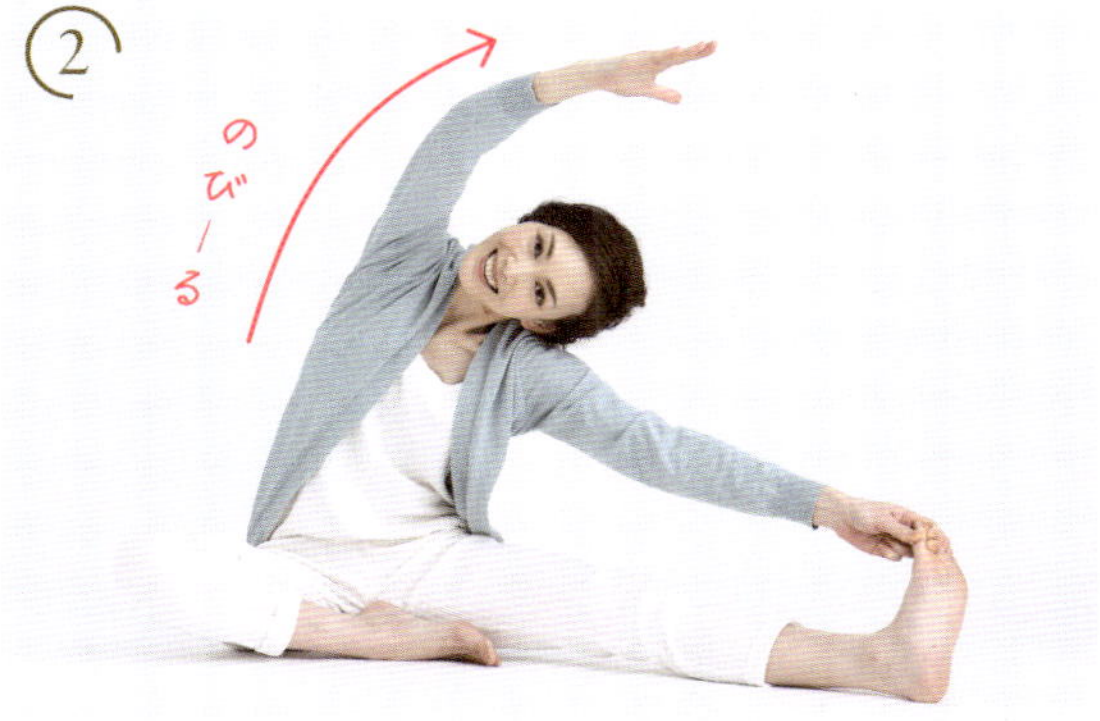

PM 2:00

ぽっこり下腹を解消

靴下を履くなら「V字ライン」

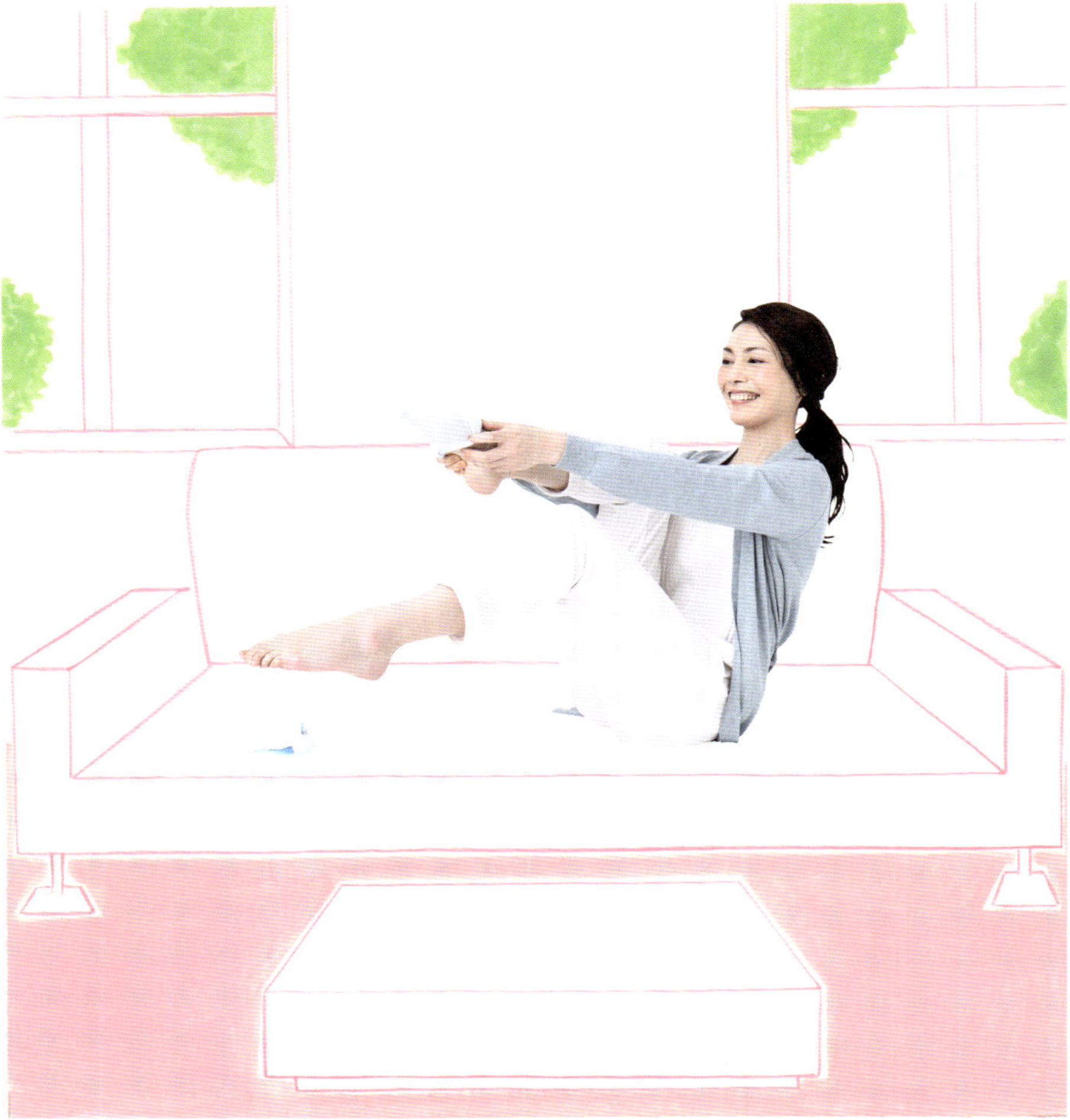

靴下・下着・パンツ類を履く動作は、V字腹筋に活用。内臓を支える筋肉に効くので、垂れ下がった内臓が正しい位置へ戻り、ぽっこり下腹がヘコみます。腸が刺激され、便秘解消にも。背すじや太モモにも効くので、美しいボディラインがつくれます。

①

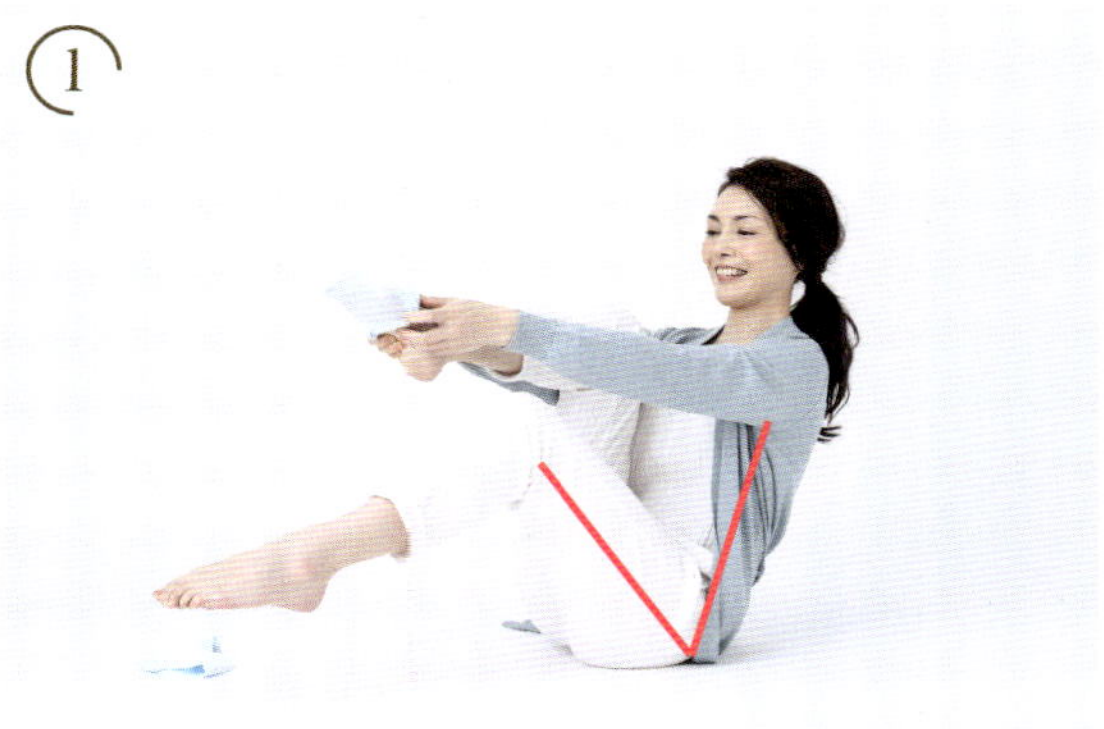

ヒザを曲げて足を浮かせおなかと太モモでV字をつくる

履きながらヒザを伸ばしていきます。履いていないほうのヒザをまっすぐ伸ばすと、より効果的。

②

靴下を履いたら両足を床につけて立ち上がる

時間に余裕があるときは、靴下のほかにも、下着やパンツなどを履くたびに実践してみてください。

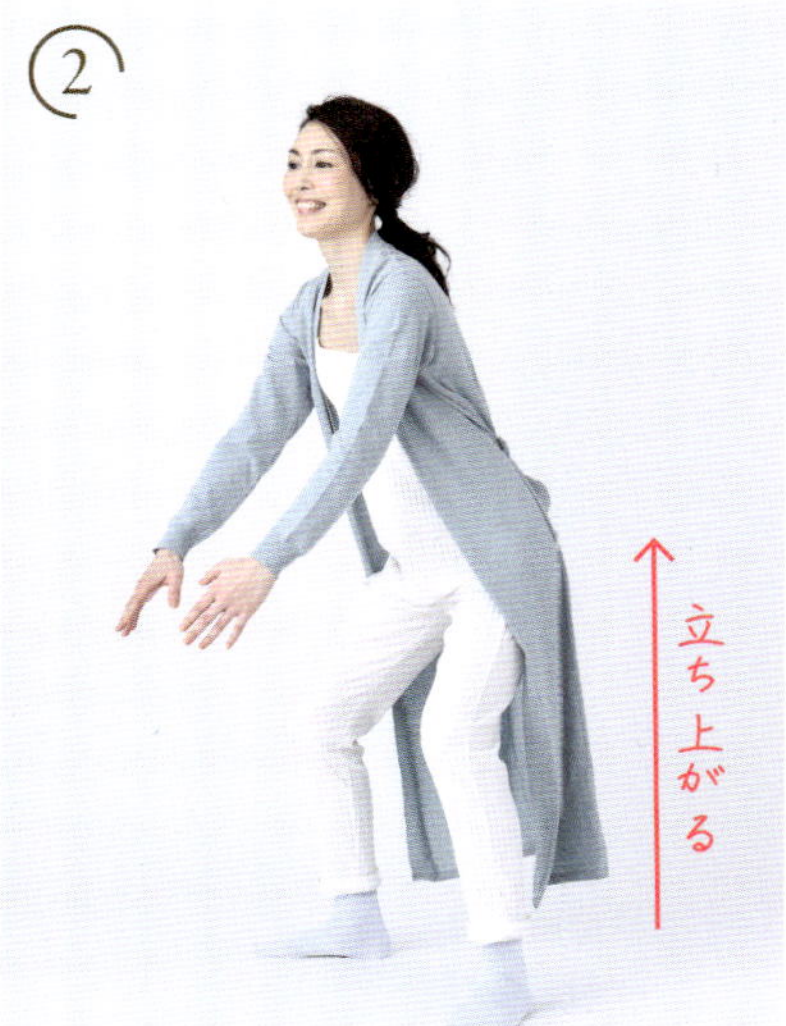

PM 5:00

首のシワをとる

つり革つかんで「背すじ首すじピーン」

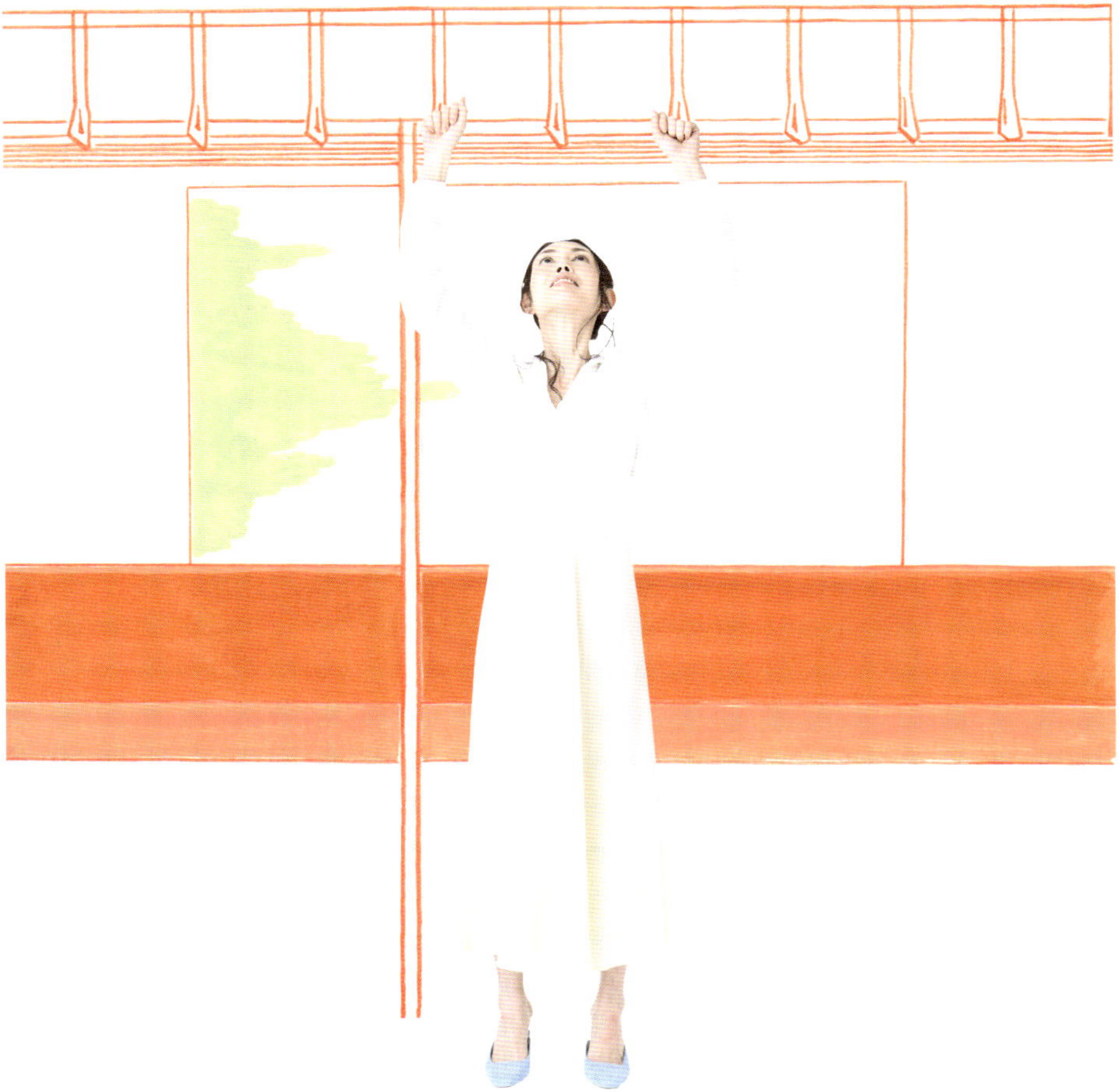

電車のなかもヨガタイムに。つり革をつかめば、縮んだからだを伸ばすことができます。首を伸ばせばシワやたるみの対策に。ポイントは上を向いたときに、下アゴと下唇を前に押しだすこと。上級者や背の高い人は、つり革の上のバー部分をつかんでください。

①

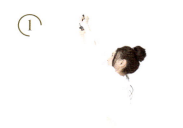

つり革を両手でつかみ かかとを上げて 背すじを伸ばす

「おへそ縦長、胸高く、首なが～く！」を合言葉に姿勢を正しくします。

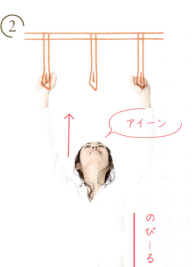

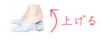

②

背すじを伸ばし 斜め上を見ながら 下アゴと下唇を押しだす

口は「アイーン」のイメージ。

⏰ PM 8:00
▼
ふくらはぎをひきしめる

食器洗いは「かかと上げ」

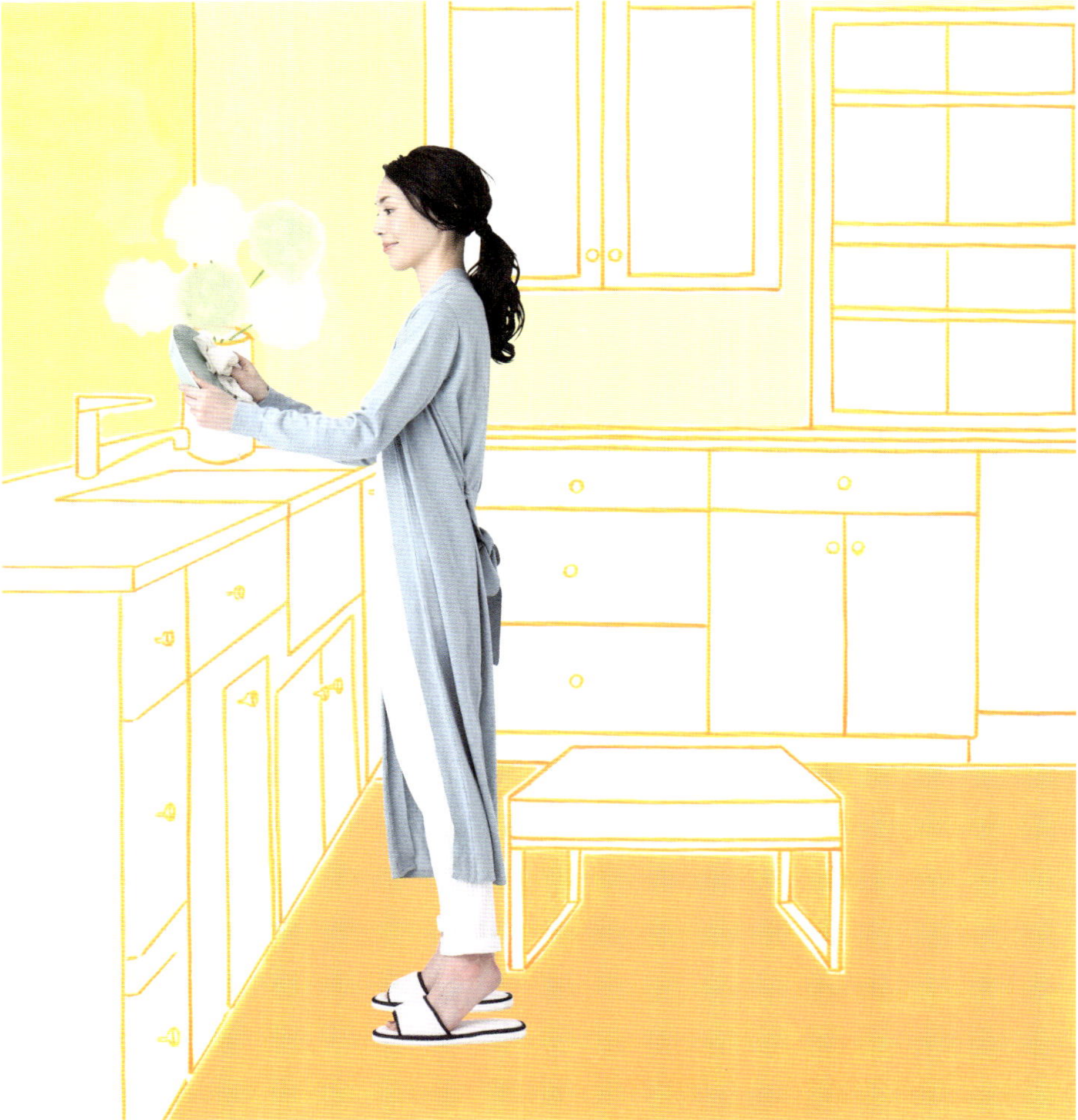

足首とふくらはぎの筋力の衰えを放置すると、“すり足”になり、つまずきやすくなるので要注意。しっかり立ったり、歩いたりするために大事な足指（特に親指）を鍛える効果もあります。80歳になってもハイヒールが履けるからだづくりに欠かせないヨガです。

1

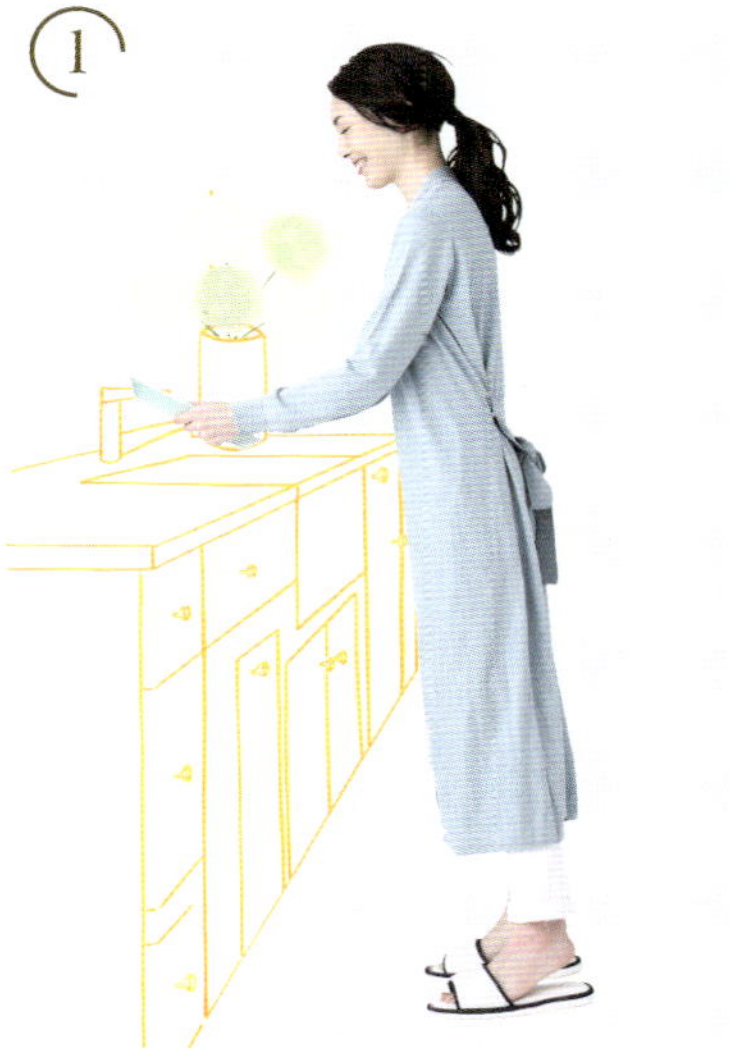

足を腰幅に開いて シンクの前に立つ

シンクに寄りかからないように注意。足先はまっすぐ前へ向けます。

2

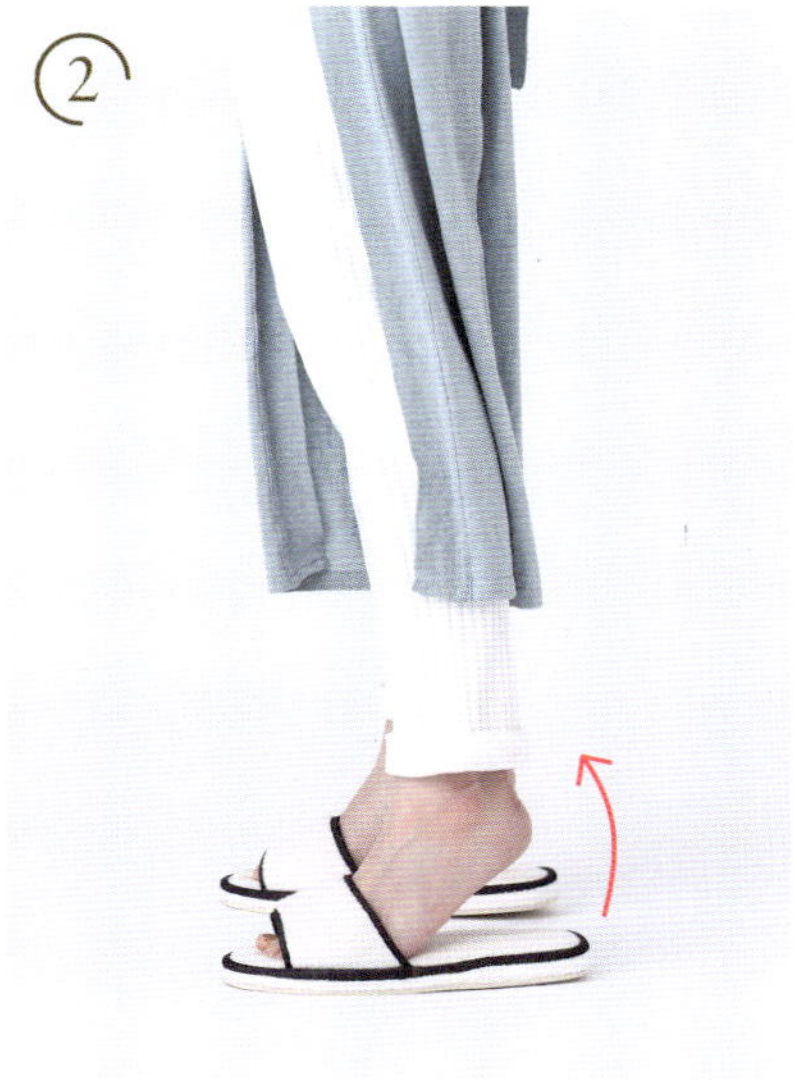

かかとを上げて 洗い物をする

足の親指の付け根に重心をのせます。内モモの筋肉（内転《ないてん》筋《きん》）が鍛えられ、まっすぐな美脚に。

PM 8:10

美しいくびれをつくる

「ひねって、しまう」
ひねって、とりだす

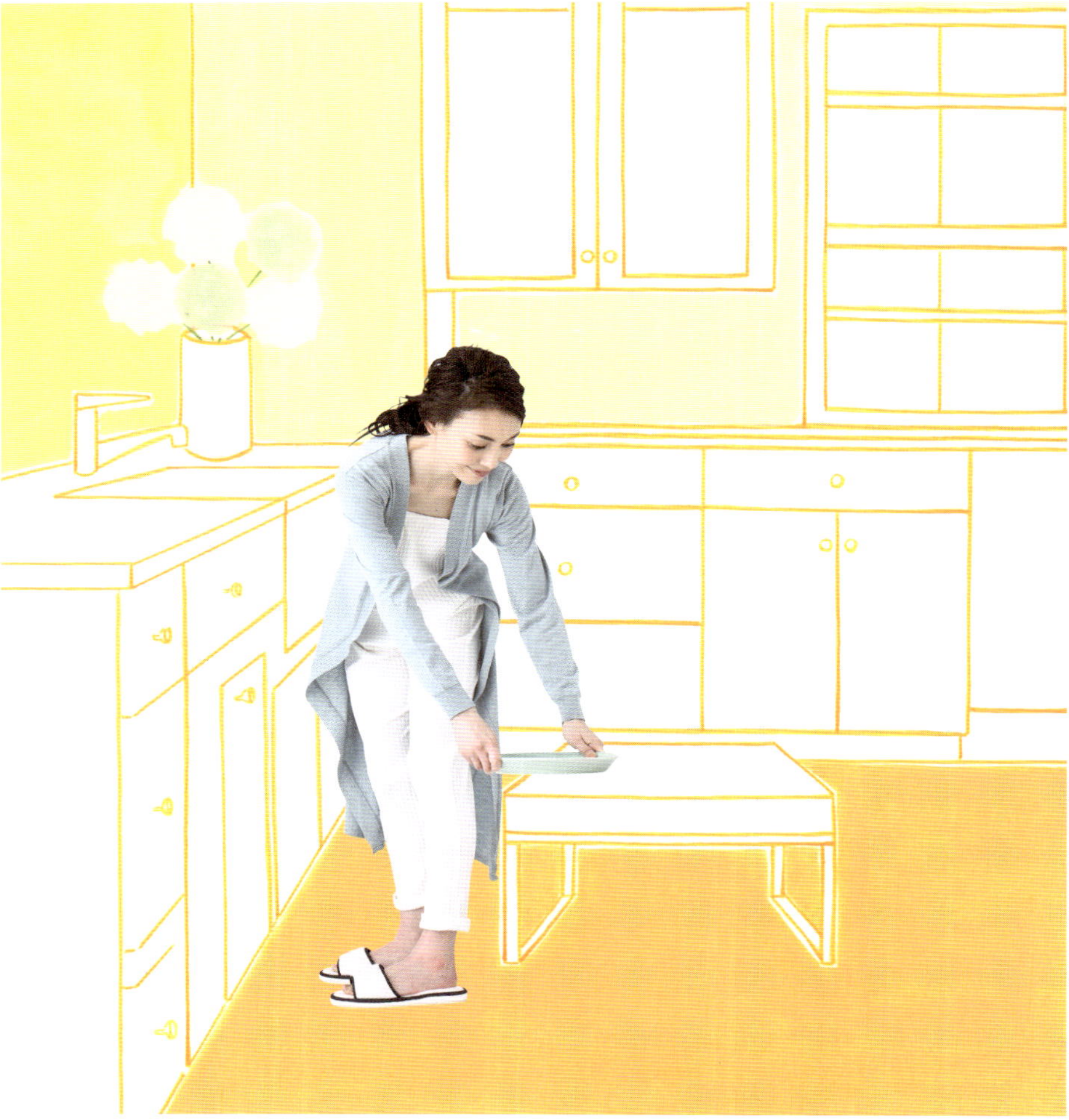

洗い物が終わって、食器をしまうときにからだをひねるだけ。おなかのシェイプアップのほか、骨盤のゆがみの矯正や、腸を刺激して便秘予防にも。重い物のときには無理せずに。低い棚の出し入れは、できるだけヒザの裏を伸ばした状態をキープすると効果的です。

①

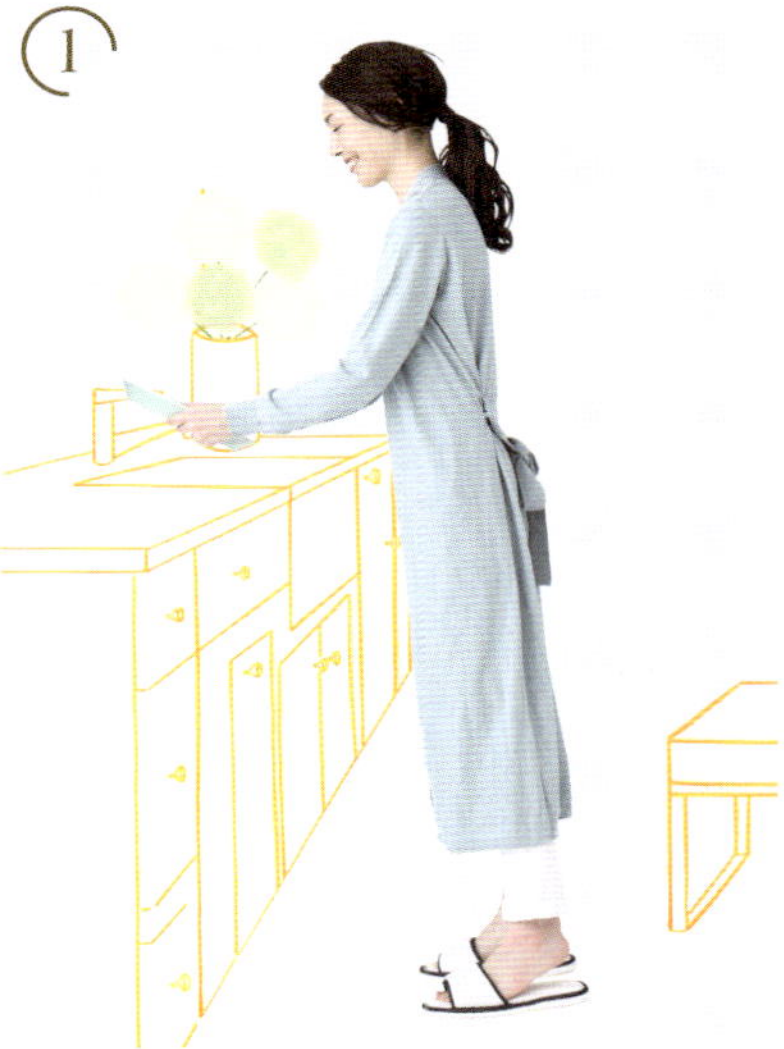

足を腰幅に開いて食器をしまう場所に背を向けて立つ

②

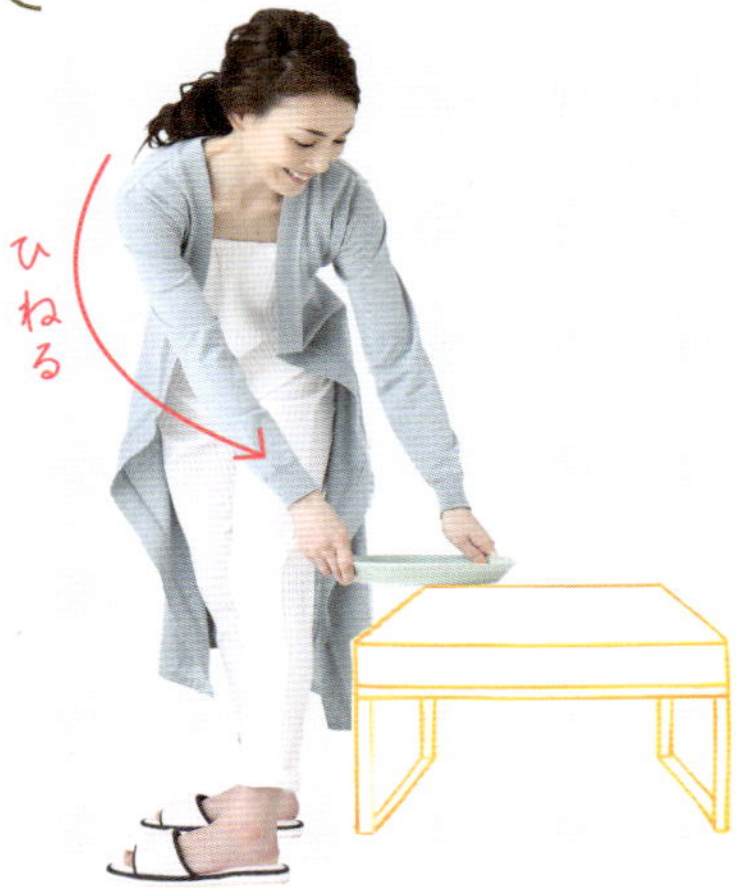

上半身を横にひねりながら食器をしまう

足先を前に向けたまま、腰をひねる。

PM 8:20

▼

美しいお尻をつくる

高《たか》ばいのポーズで「桃尻ふきそうじ」

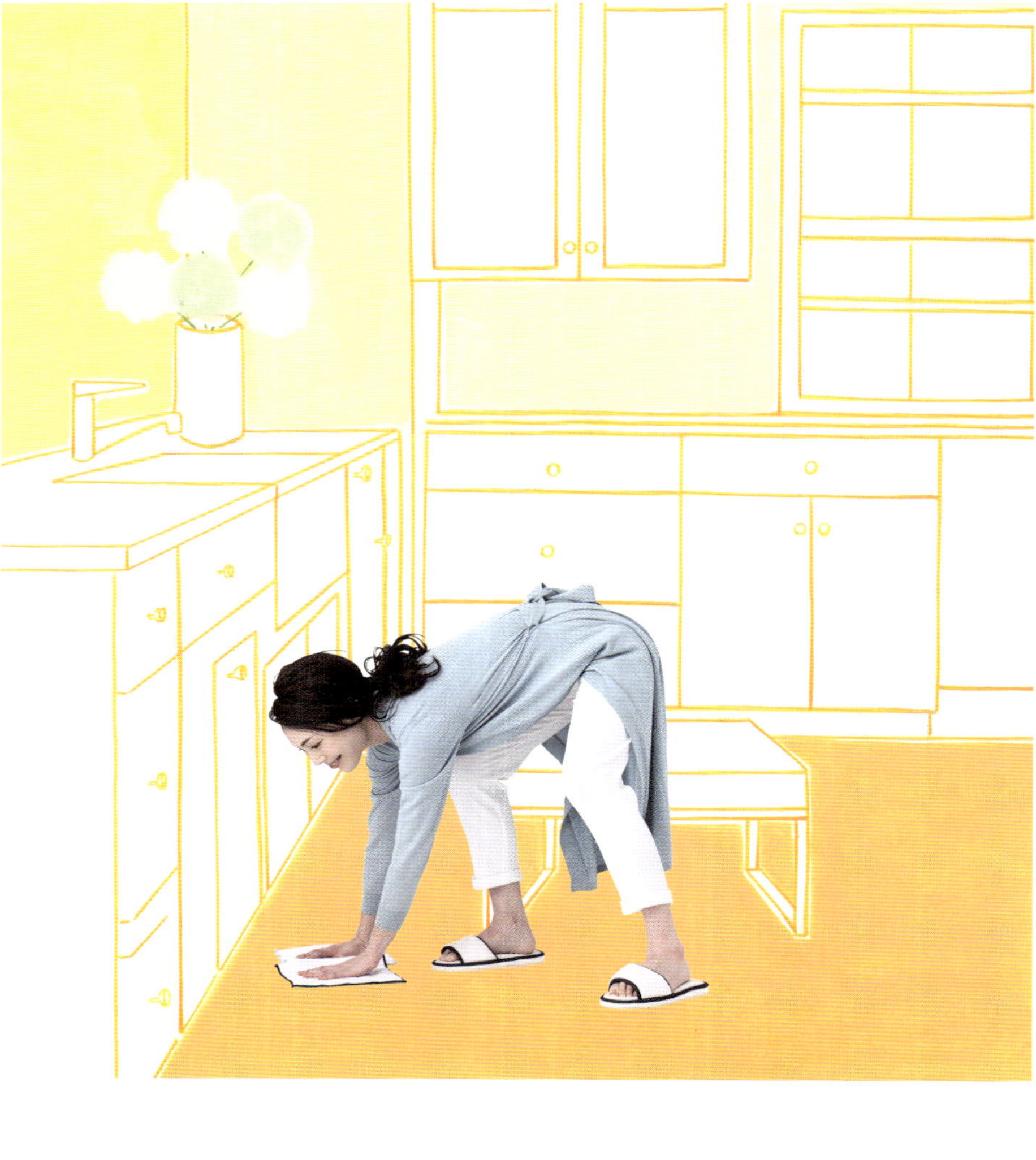

洗い物が終わった後のキッチンの床には、気をつけていても水しぶきが飛び散ってしまうもの。ぞうきんを２枚使ってジグザグそうじで床の水をふきとります。ウエストとお尻と太モモの境目がくっきりして、理想の桃尻に。

①

ぞうきんに手をのせて ヒザを曲げて 上半身を倒す

お尻は上げ、ヒザを床につけない高ばいの姿勢で行うのがポイントです。

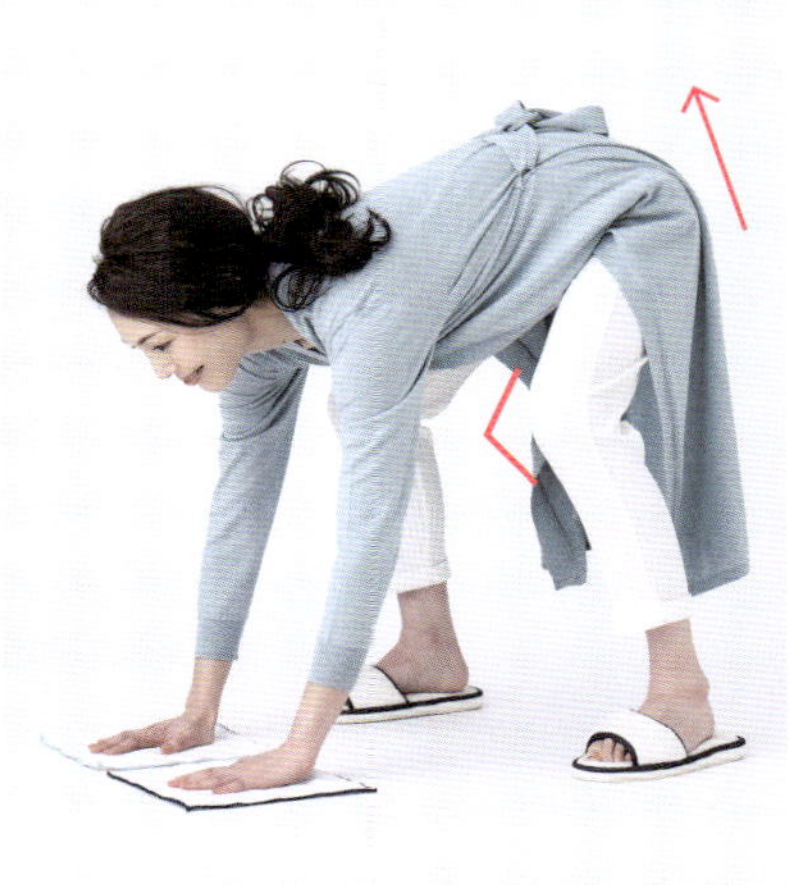

②

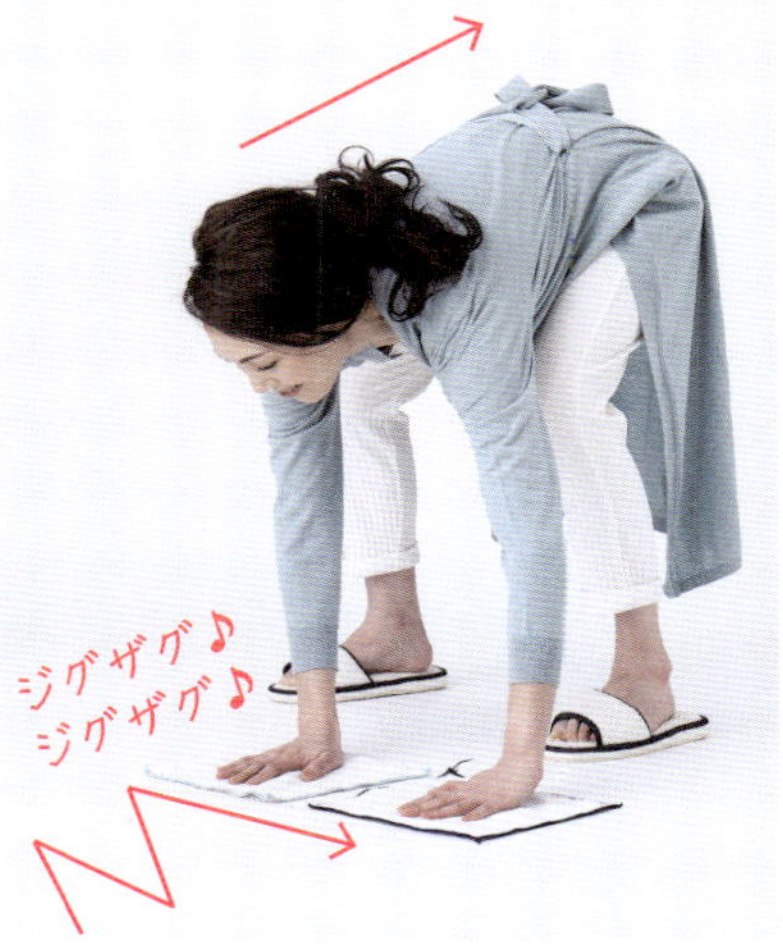

肛門を空に向けて 左右に振って バックしながら床をふく

お尻と手はそれぞれ逆方向にふってウエストをツイストします。

PM 10:00

丸い肩と背中をシャープに

シャンプーは「うしろシャワー」

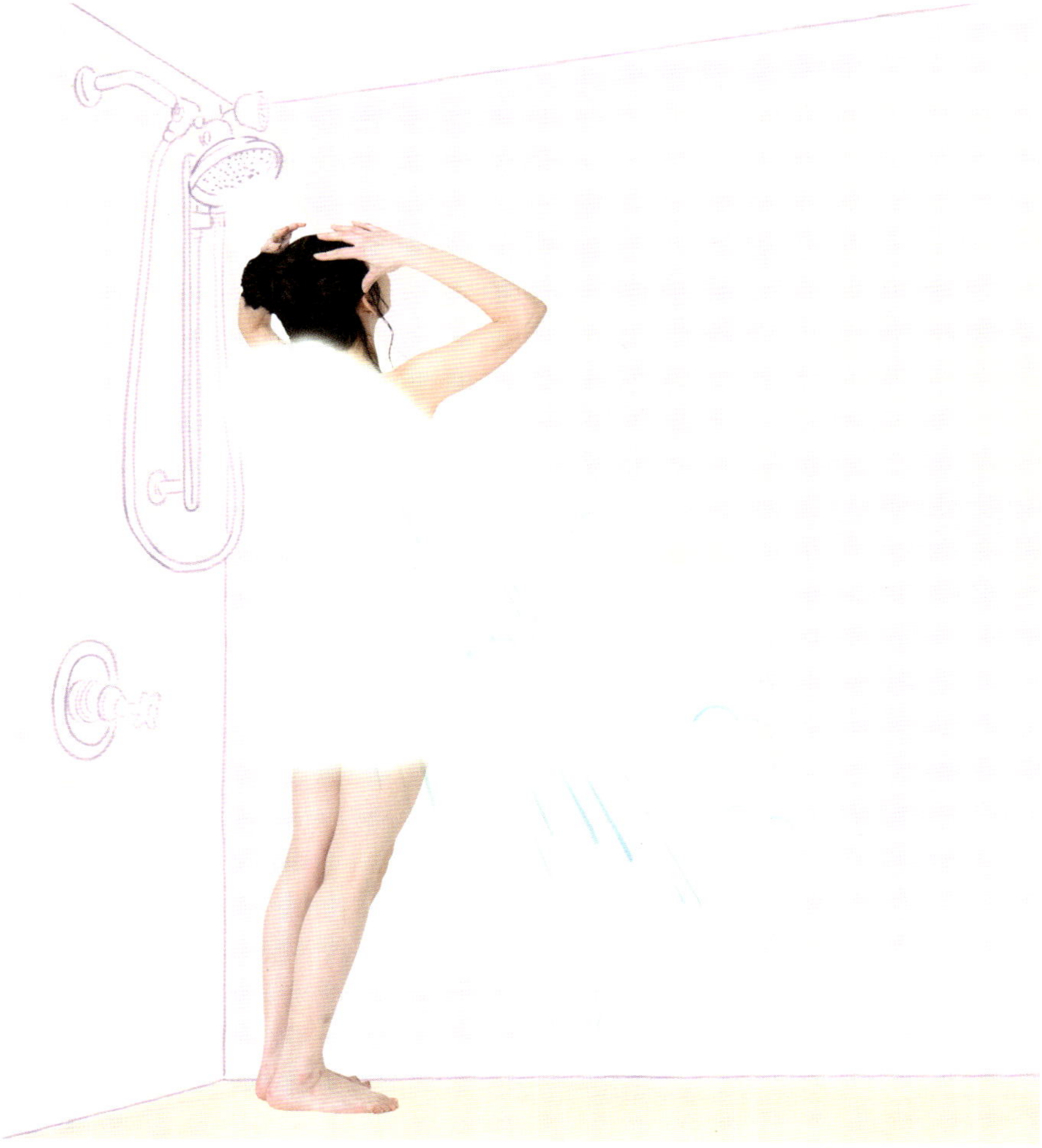

いつも正面からシャワーを浴びている方が多いですが、シャワーを背にして髪を洗うだけで、エクササイズに。頭をうしろに倒して髪を洗うだけで、肩や背中に丸くぜい肉がついたおばさん体型から脱却。スマホによる巻き肩や五十肩の予防にも。二の腕もひきしまります。

①

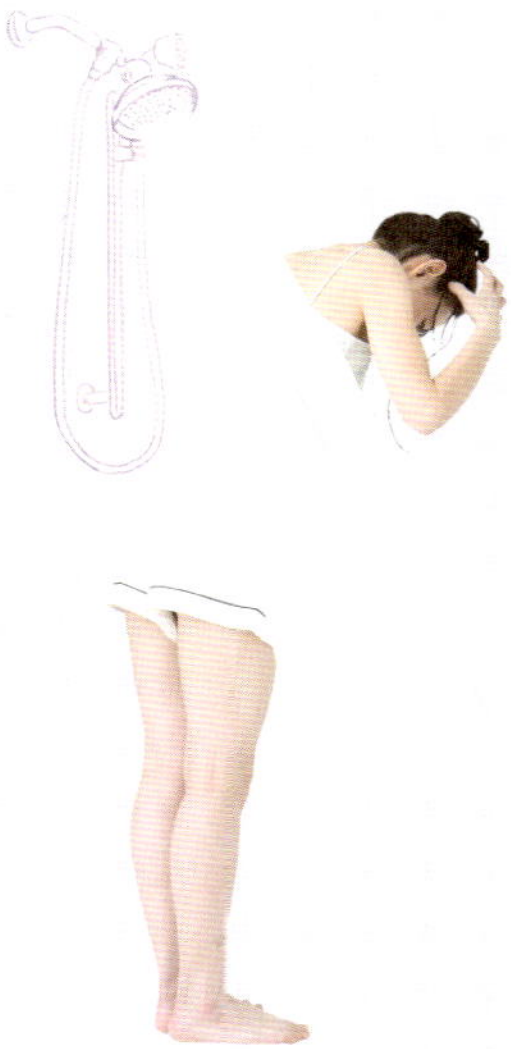

シャワーが背中側にあたる向きで立ちシャンプーをする

右手を頭のうしろからまわして、左側を洗うと効果大。左手もその逆に。合言葉は「遠まわり遠まわり!!」。

②

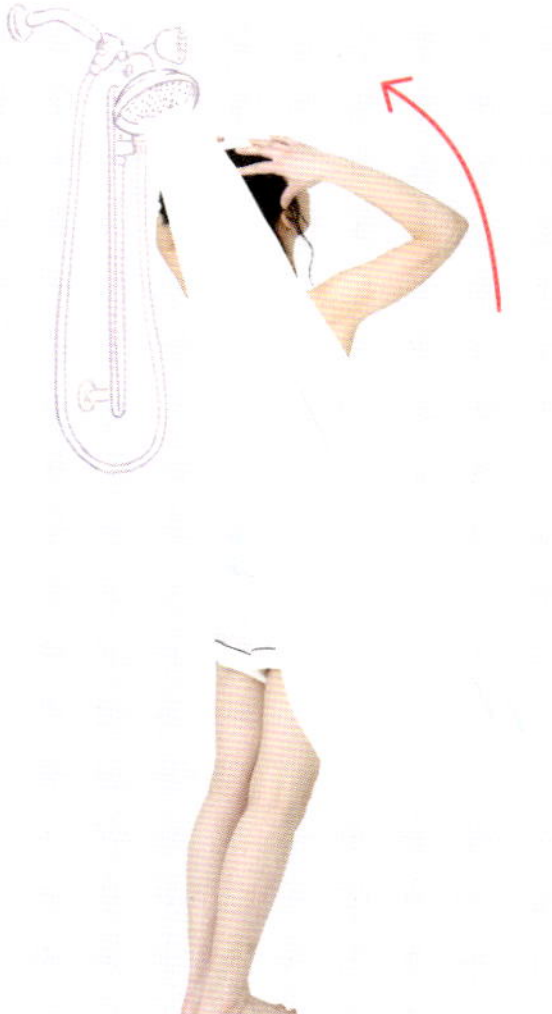

頭をうしろに反らして両腕をあげてシャンプーを洗い流す

①と同じように手を遠回りさせてください。ドライヤーでもトライするといいデスヨ！

PM 10:15

美しいうしろ姿をつくる

バスタブで「ゆっくり前屈」

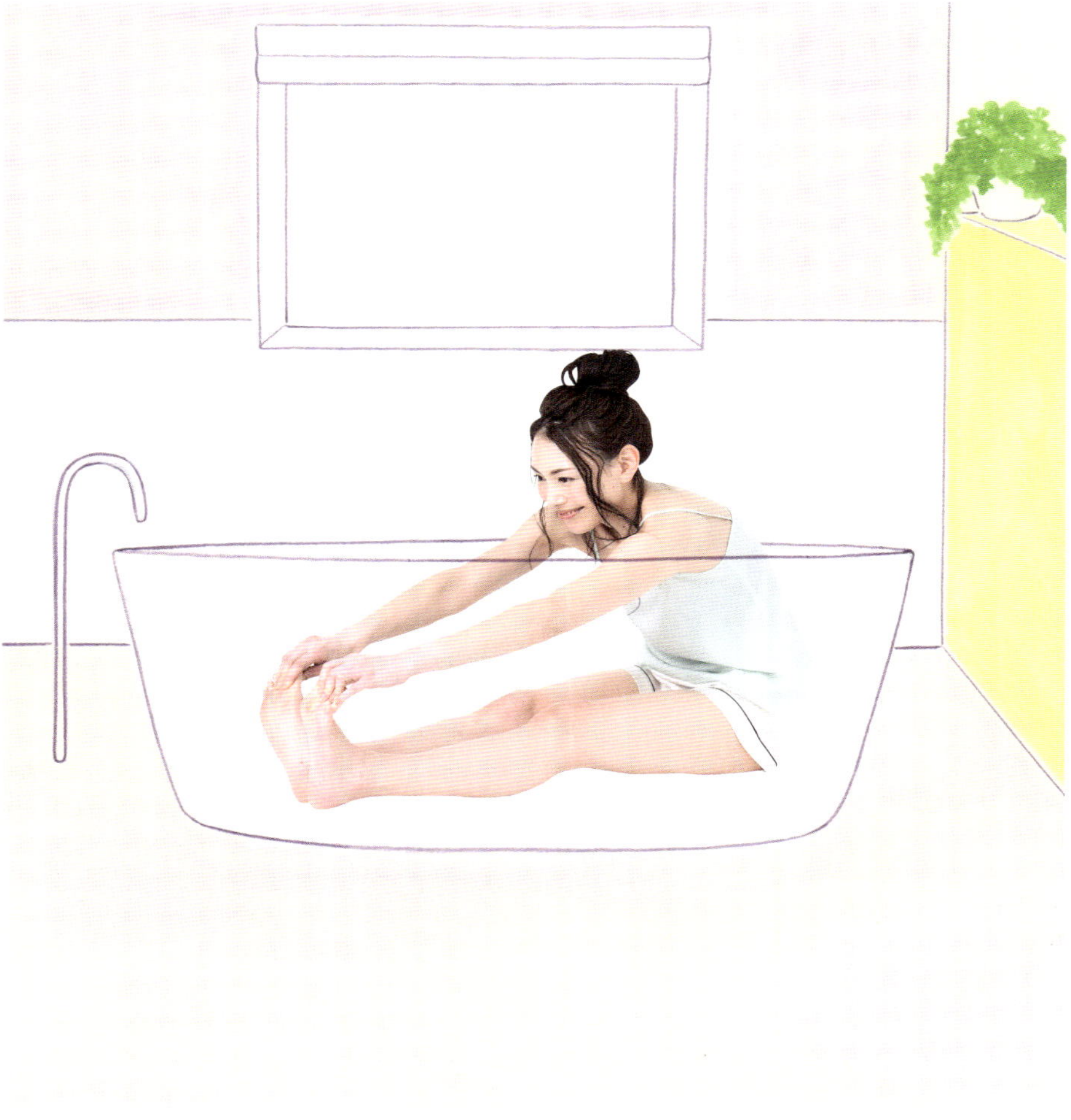

通常の前屈は頭ばかり下がりがち。お湯があって頭を下げられないお風呂は、実は前屈にぴったりの場所です。頭を上げたまま、おなかを太モモの付け根に近づけてください。太モモの裏側の筋肉に弾力性がつき、背すじが伸びて歩幅の広い若々しい歩き姿のままでいられます。

①

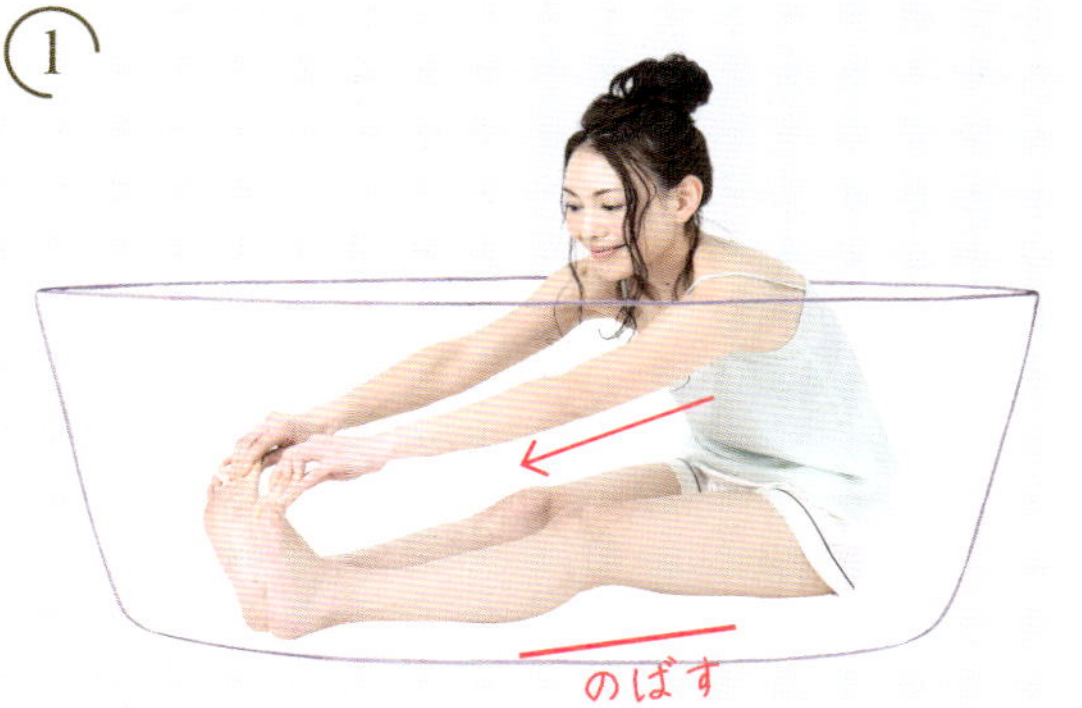

ヒザ裏を伸ばし おへそを前に 押しだす

両手で足先を持ちます。そのままの姿勢で深呼吸しながら、ゆっくりあたたまりましょう。

足の指のあいだに 手の指を入れれば 効果がアップ

足先に手が届かない場合には、タオルを足に引っかけてください。

②

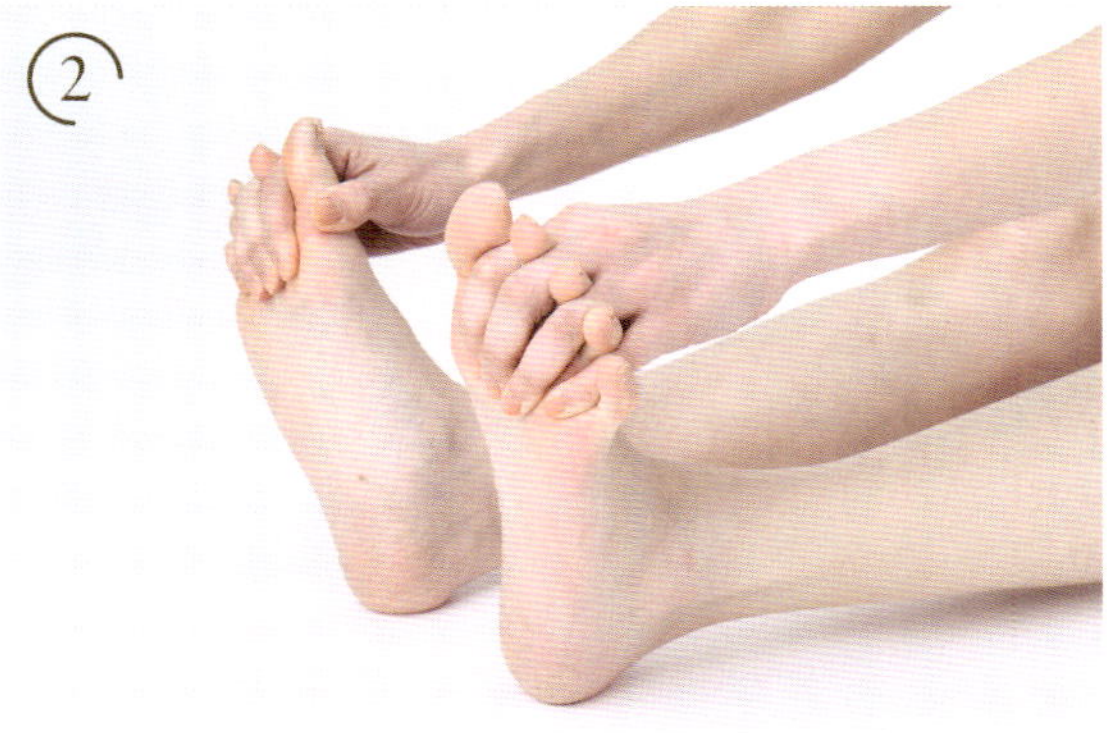

PM 10:20

美しい足首をつくる

バスタブで「正座ヒザ上げ」

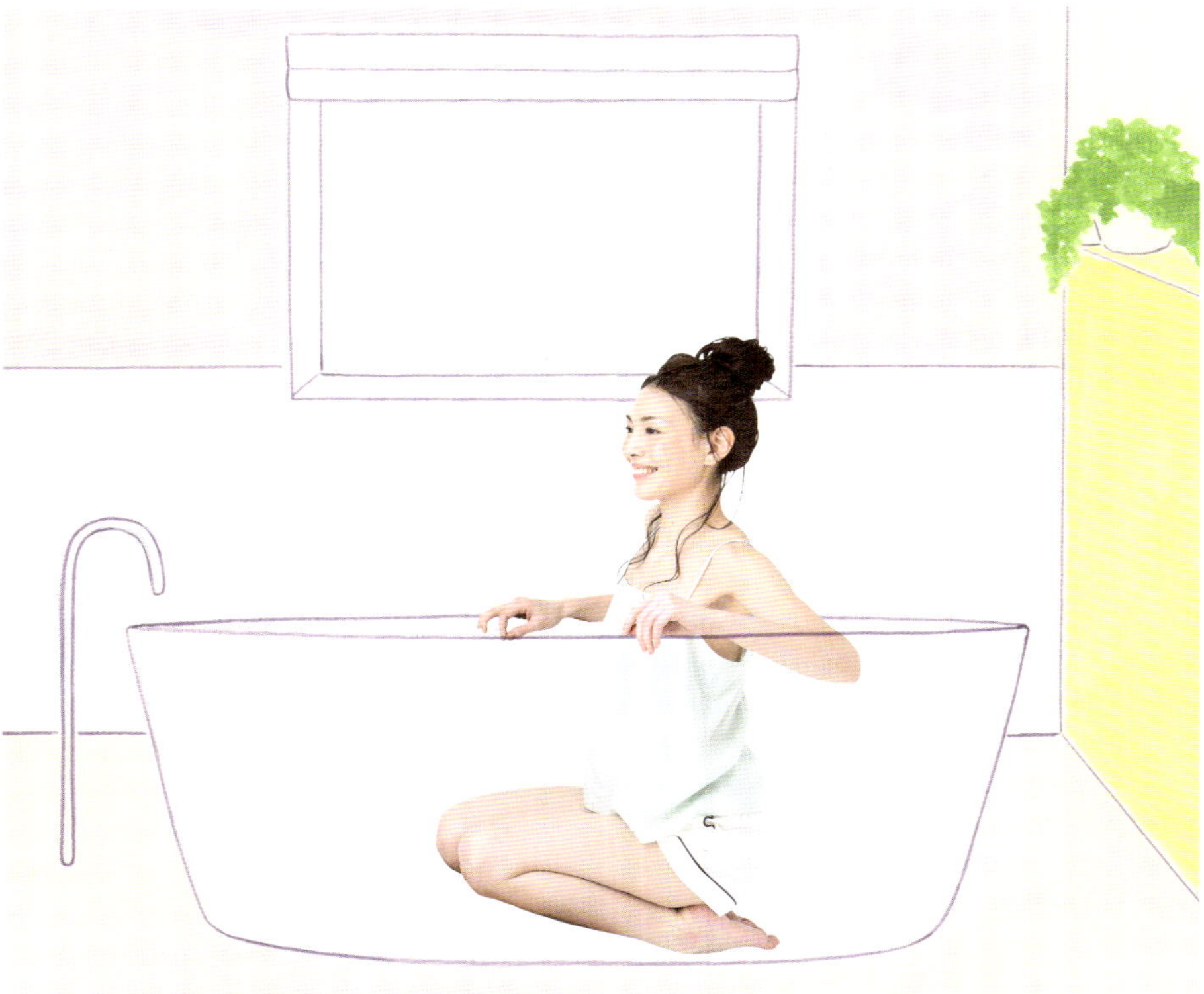

お風呂のなかでは浮力が働くので、正座をしたままヒザを上げる動作もラクにできます。足首と足の甲を伸ばしましょう。足首の柔軟性を高めると、ケガの予防になります。ヒザを上げたときに足先がバスタブに押しつけられて痛い場合には、タオルを敷きましょう。

①

バスタブに入り
正座をする

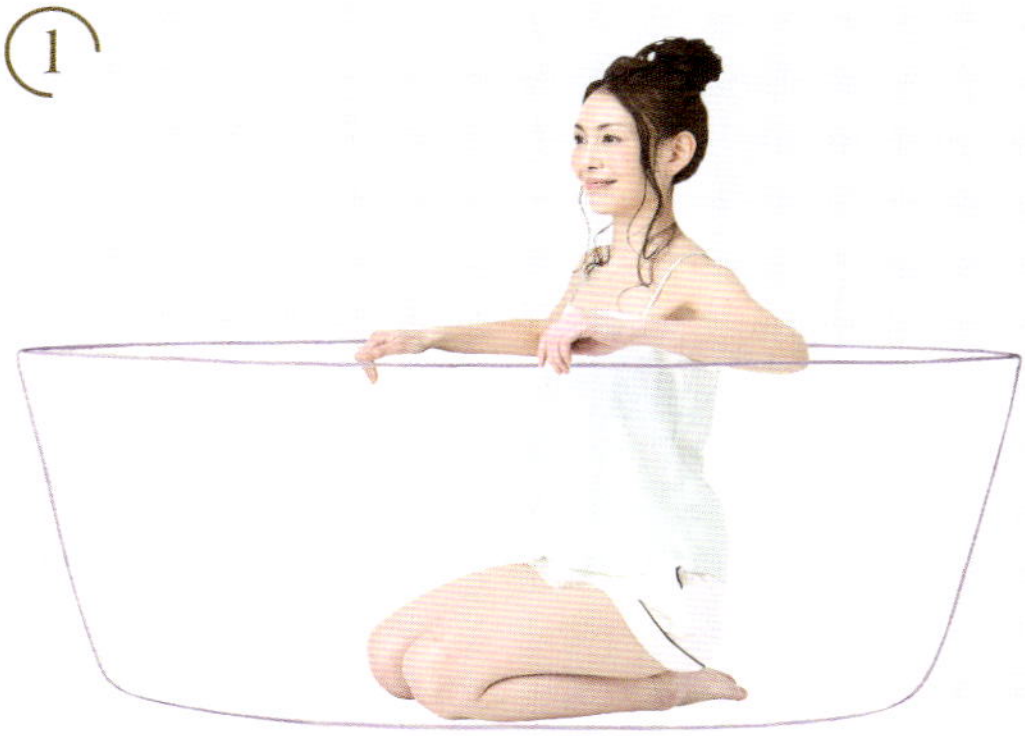

②

バスタブのふちに
両腕をかけ
両ヒザを上げる

できるだけキープ。

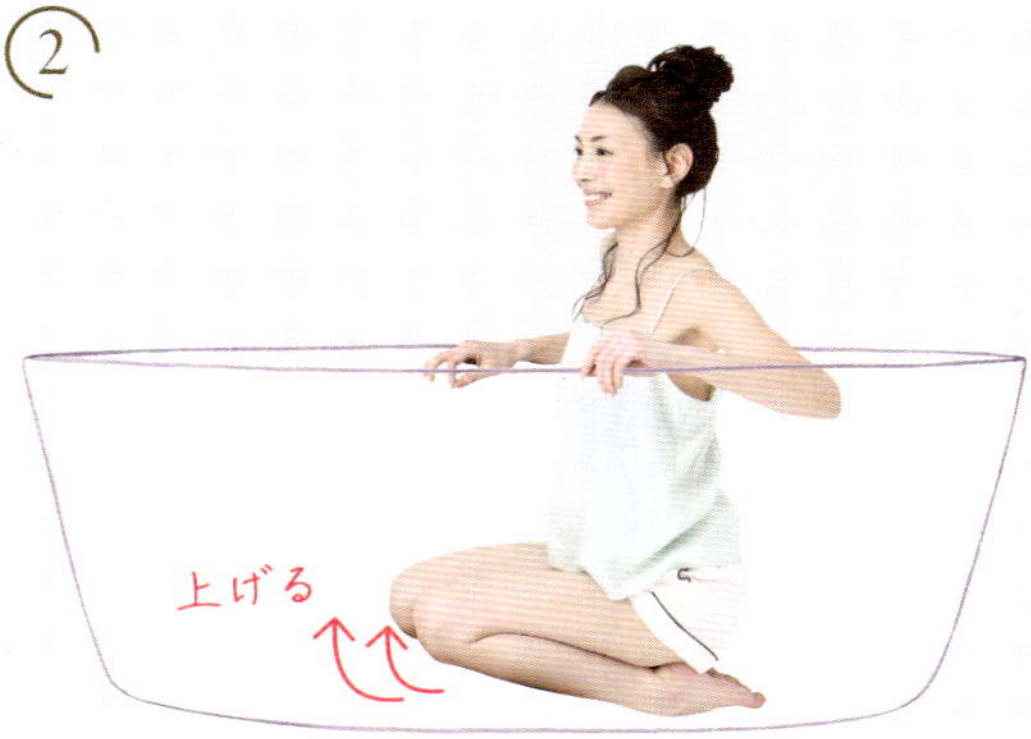

① *PM 11:00*

1日の顔の疲れをとる

スキンケアは「赤ちゃん頬包み」

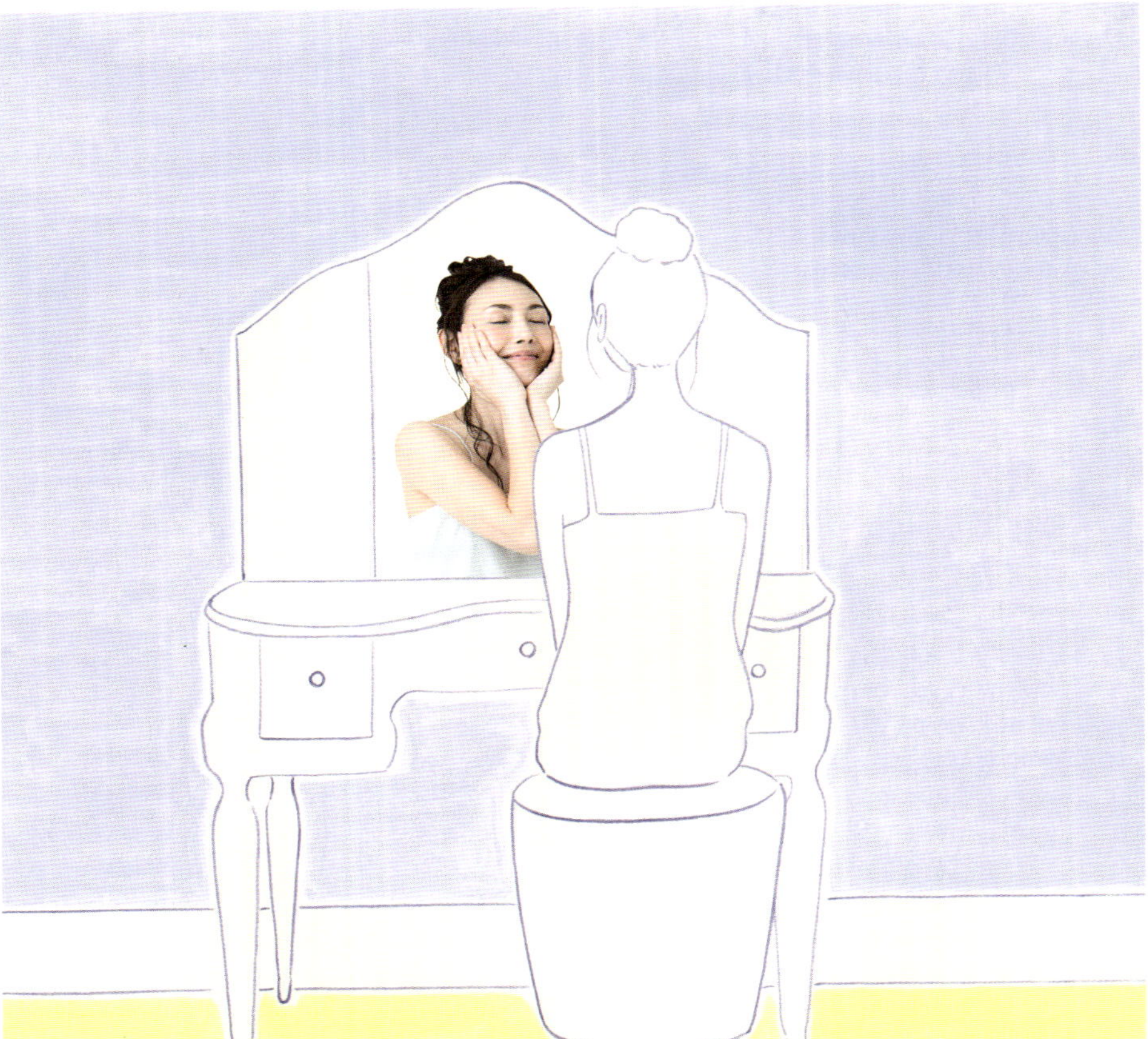

スキンケアをしながら、1日の疲れをとりましょう。化粧水をつけるときに、自分の顔をいたわるようにそっと包み込みます。赤ちゃんに触れるような感覚です。心の底から自分の顔に「ありがとう」の気持ちを伝えると肌が喜びます。

1

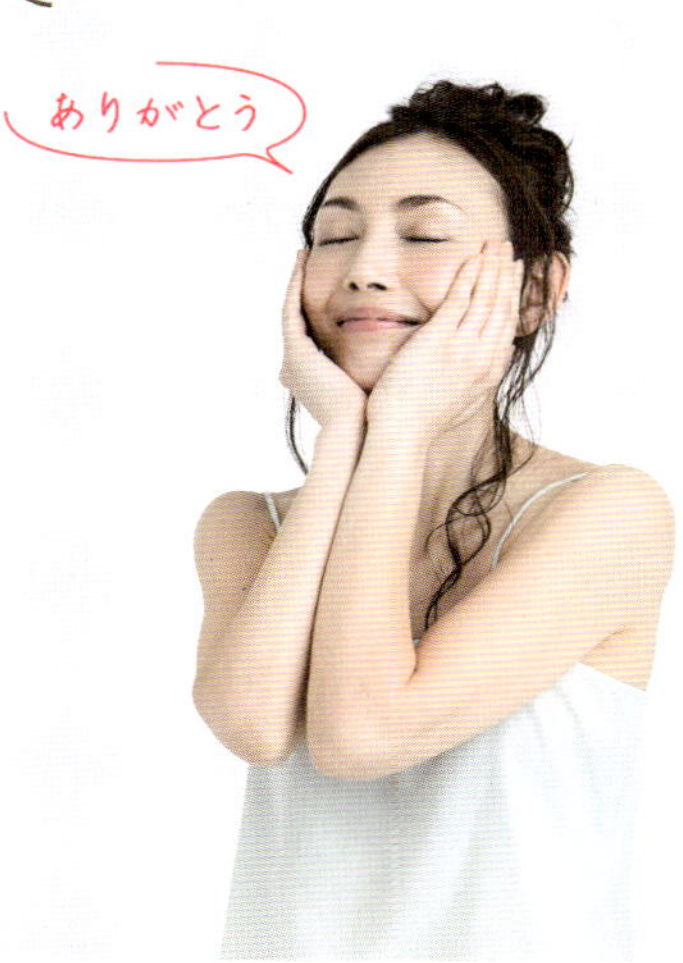

化粧水を手にとり
両手を頬にあてて
化粧水をつける

「ありがとう」と言いながら、
感謝の気持ちを伝えます。

2

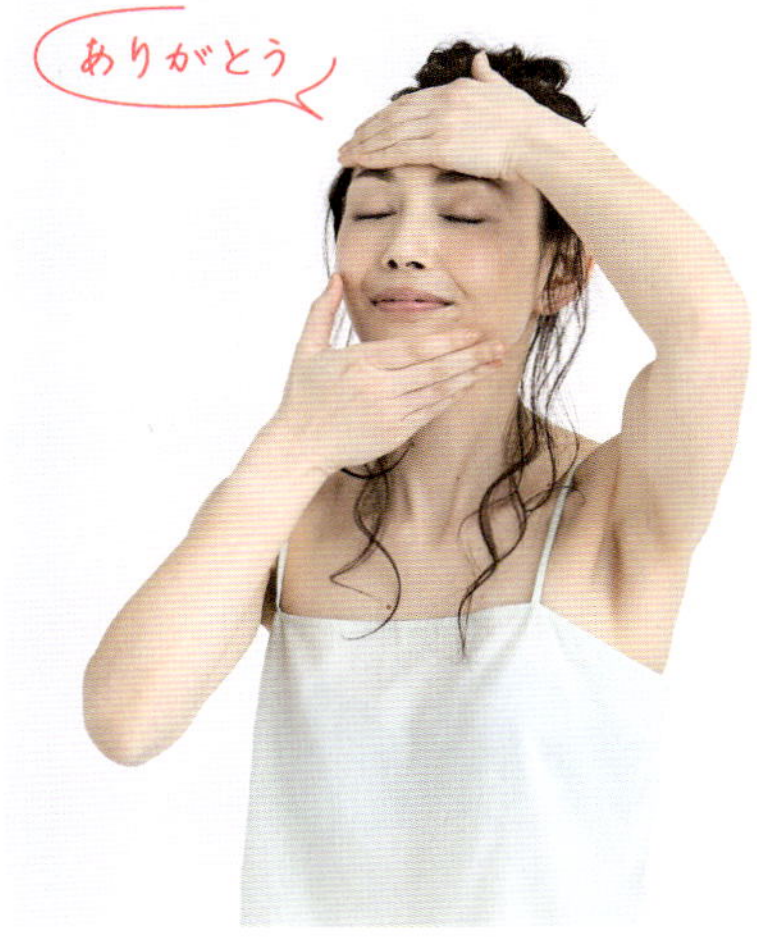

おでこやアゴも
やさしく包み込む

ほかのスキンケアでも、同様に。次の日の朝、ツルツルのお肌にびっくりすることでしょう！

PM 11:10

顔のゆがみをとる

鏡を見ながら「自分にウインク」

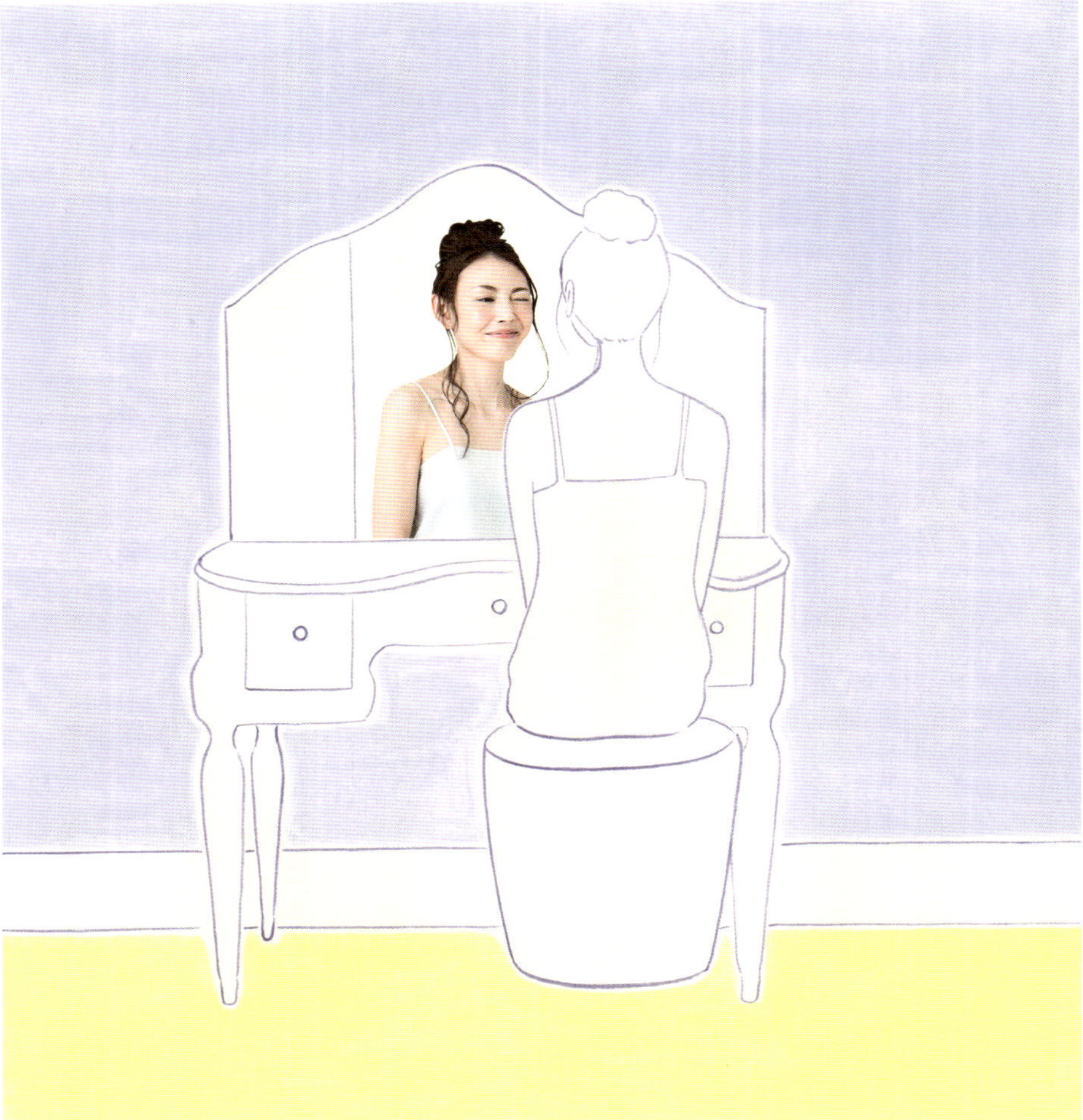

スキンケアが終わった後は顔のゆがみをとっていきましょう。左右対称を目指して、頬をひき上げてウインク。どちらか片方ができない、という場合には要注意。繰り返し練習すれば、次第に顔のゆがみが解消されていきます。笑ったときに、口角の上がり方に左右差がある方におススメです。

①

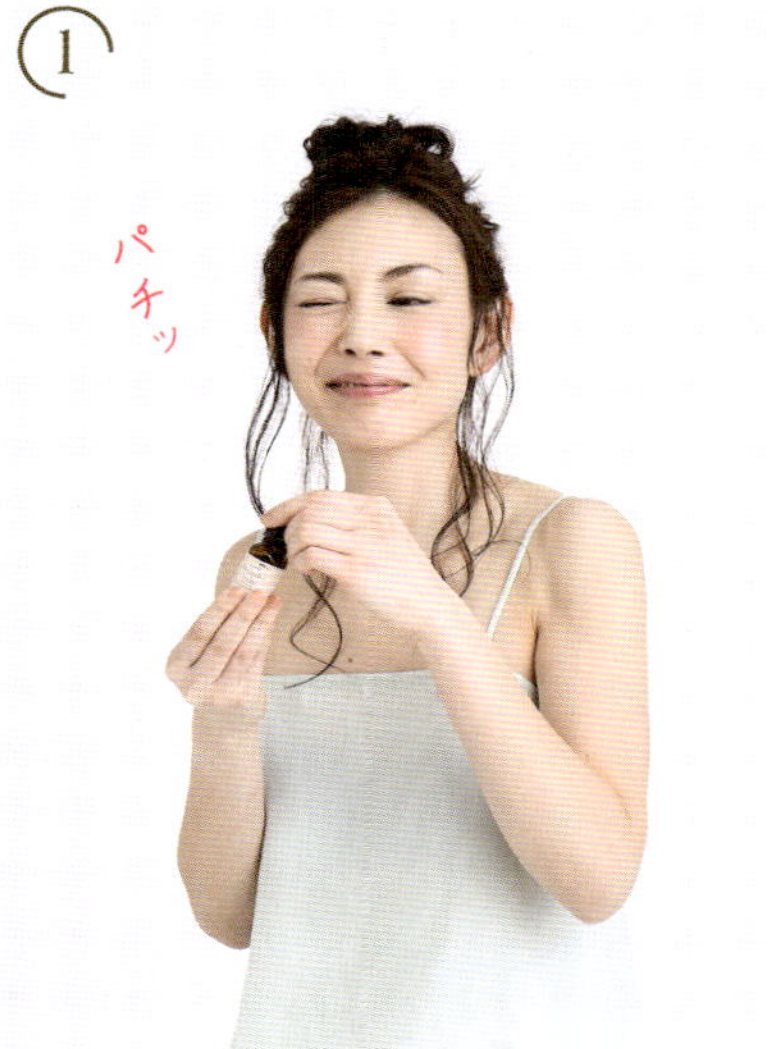

右の頬骨を右目尻の横にひき上げてからそろそろと右目を閉じる

4秒キープ。ゆっくりゆっくりひき上げるのがポイント。

②

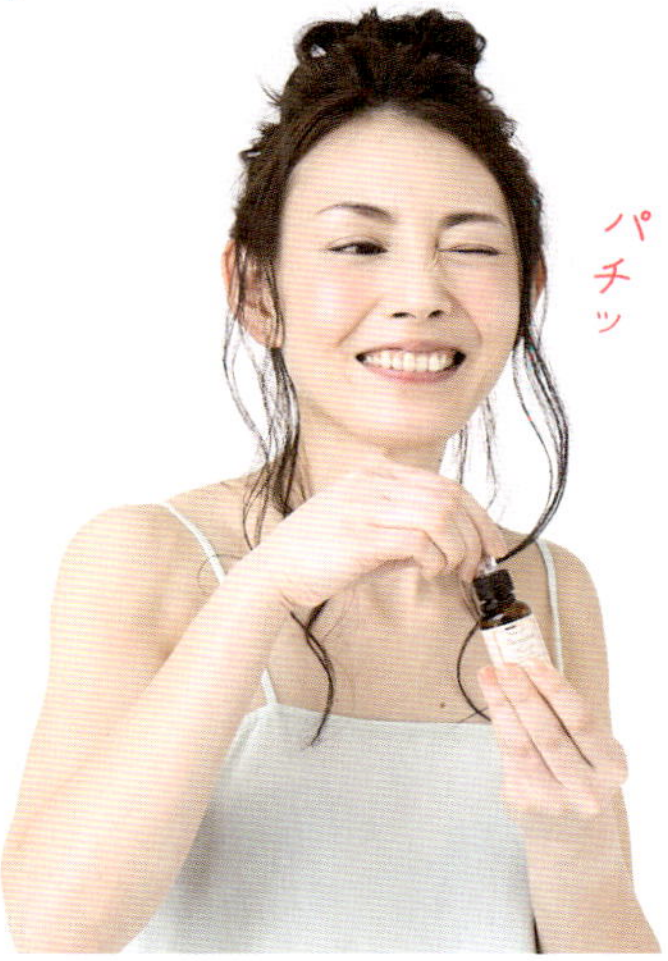

続けて左の頬も同様に行う

片方しかできない場合には、繰り返し練習をしてみましょう。

① *PM 11:45*

下半身太りを解消

おやすみ前に「ベッドで正座」

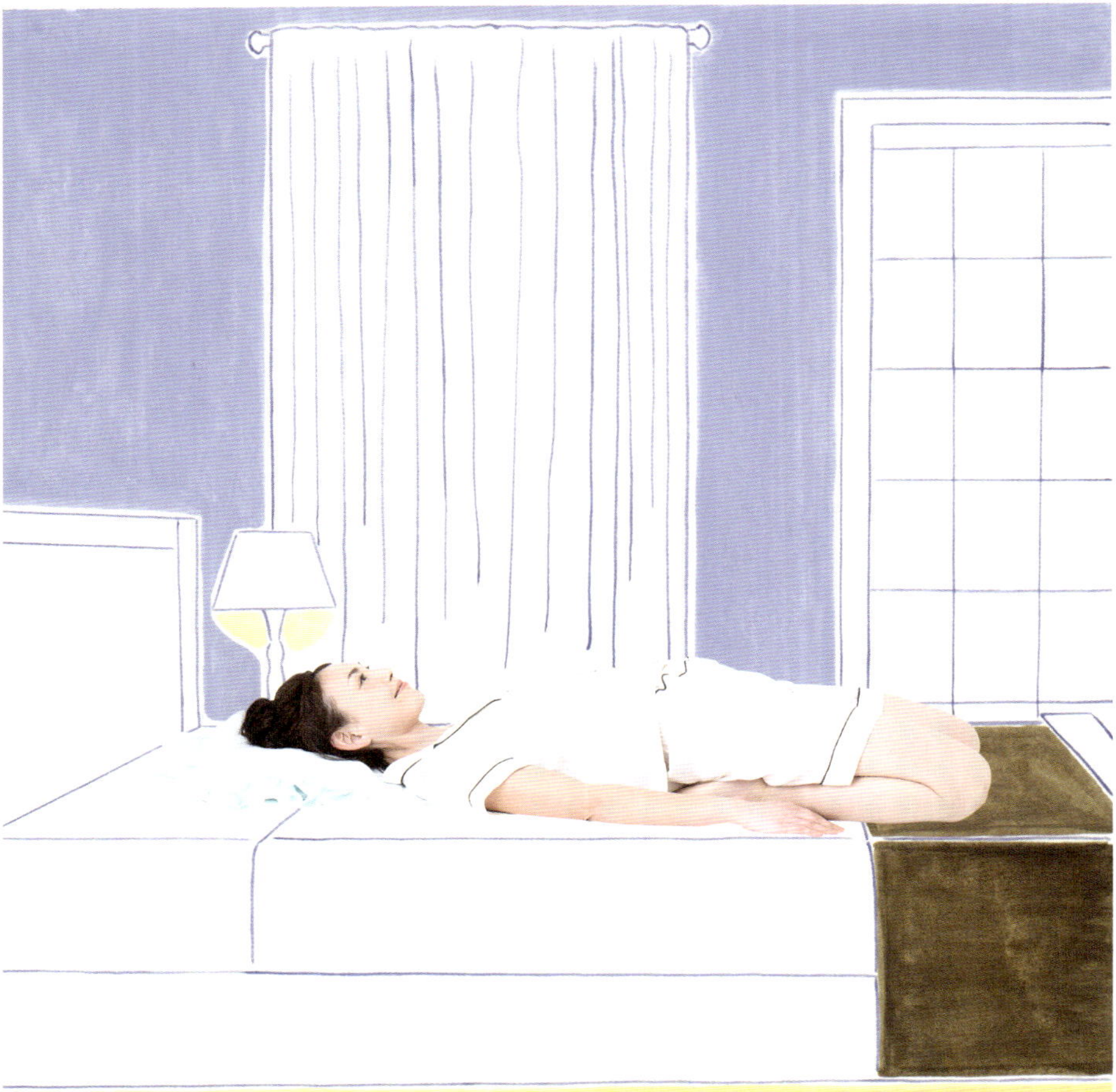

太モモの前面(大腿《だいたい》四《し》頭筋《とうきん》)を伸ばして下半身太りを解消。大腿四頭筋のケアは、腰が曲がった“おばあさん体型”にならないためにもとっても重要です。股関節や骨盤をつなぐ大腿四頭筋が衰えると、下半身のバランスが崩れ、どんどん前かがみの姿勢になってしまいます。

①

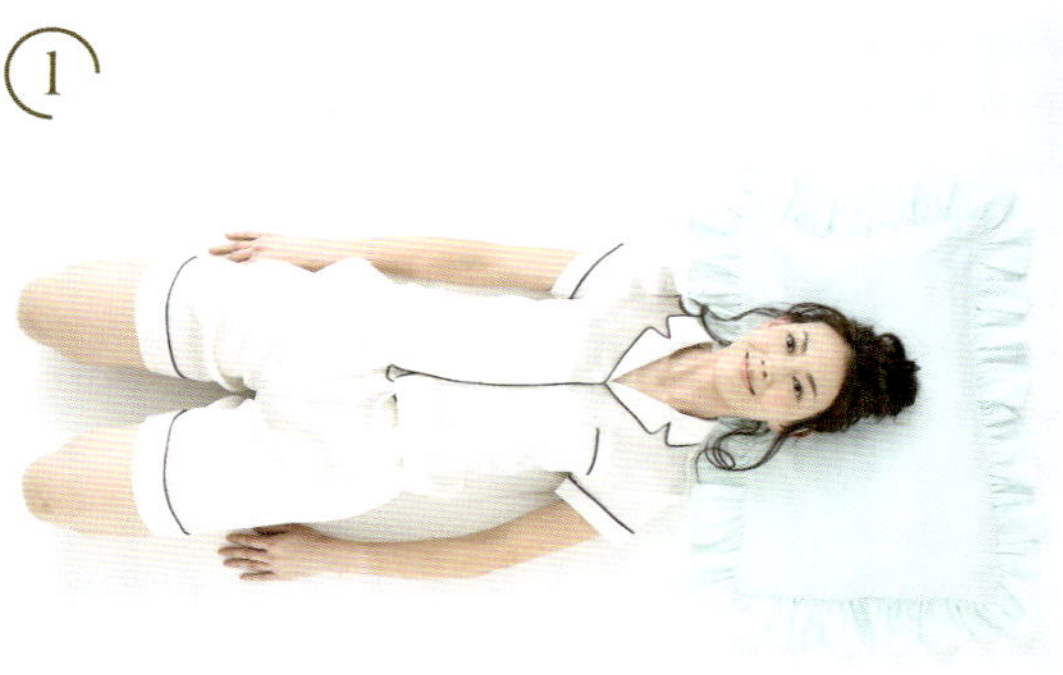

正座の状態から あおむけになる

ヒザから足先までまっすぐ伸びていることが重要。難しい場合には、片足ずつ行ってください。

ゆっくり呼吸をしながら 太モモを伸ばす ②

ヒザとウエストを床に押しつけるようにします。息を吐きながらどんどん伸びていくイメージをしましょう。

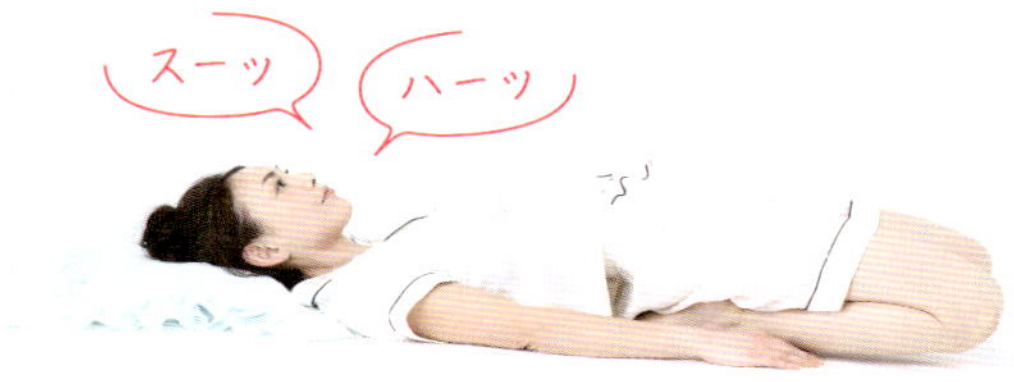

PM 11:48

腰痛予防&首コリ解消

ヒザを抱えて「ベッドでゴロン」

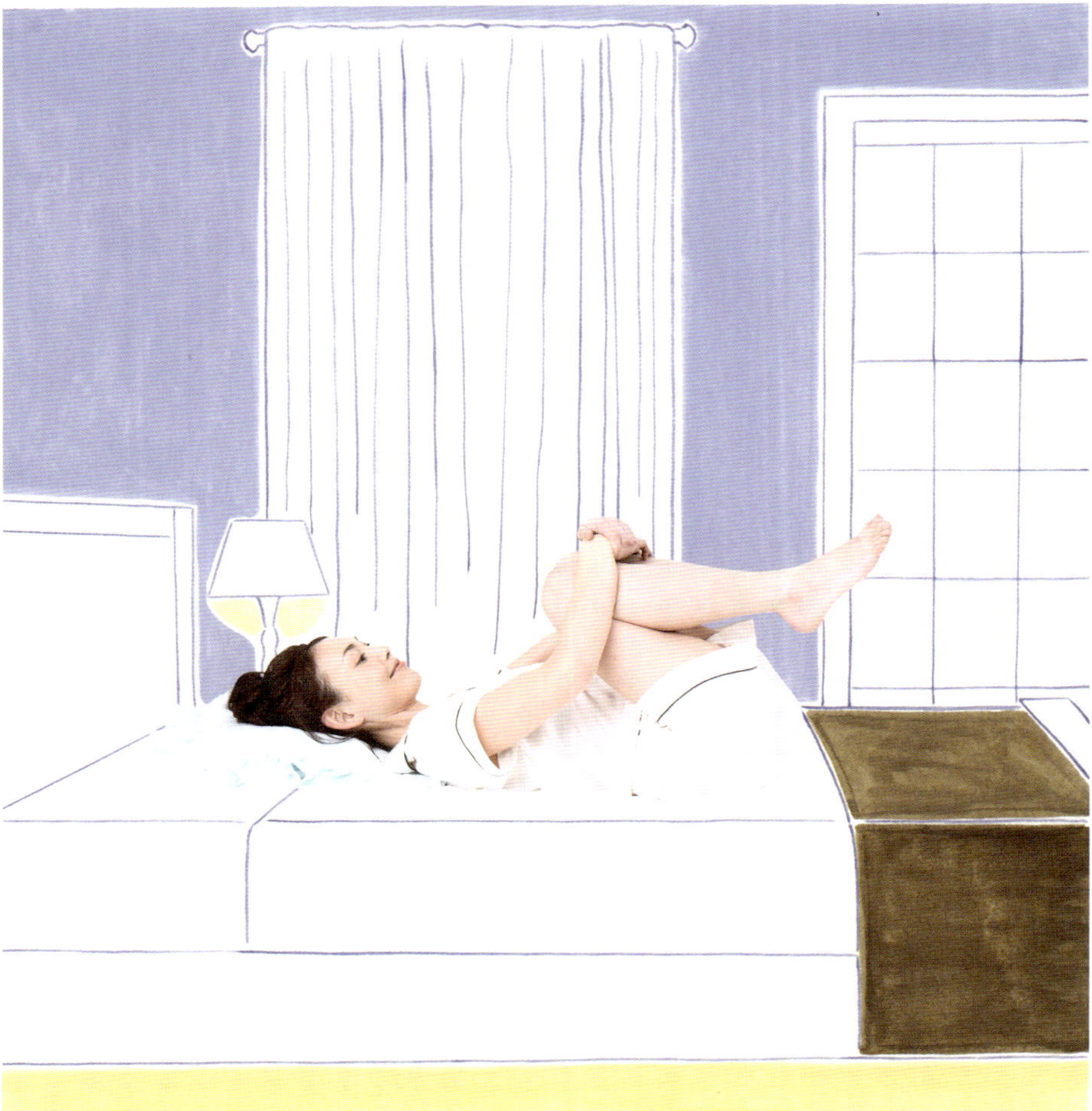

腰痛の多くの原因は、腰の筋肉がかたくなること。放置しておくと、腰が曲がってしまうこともあります。ふとんの上で、両ヒザを抱えてギュッとからだ全体を丸めてください。首のコリも解消されて、心地よい睡眠へ。1回3セットが目安です。

①

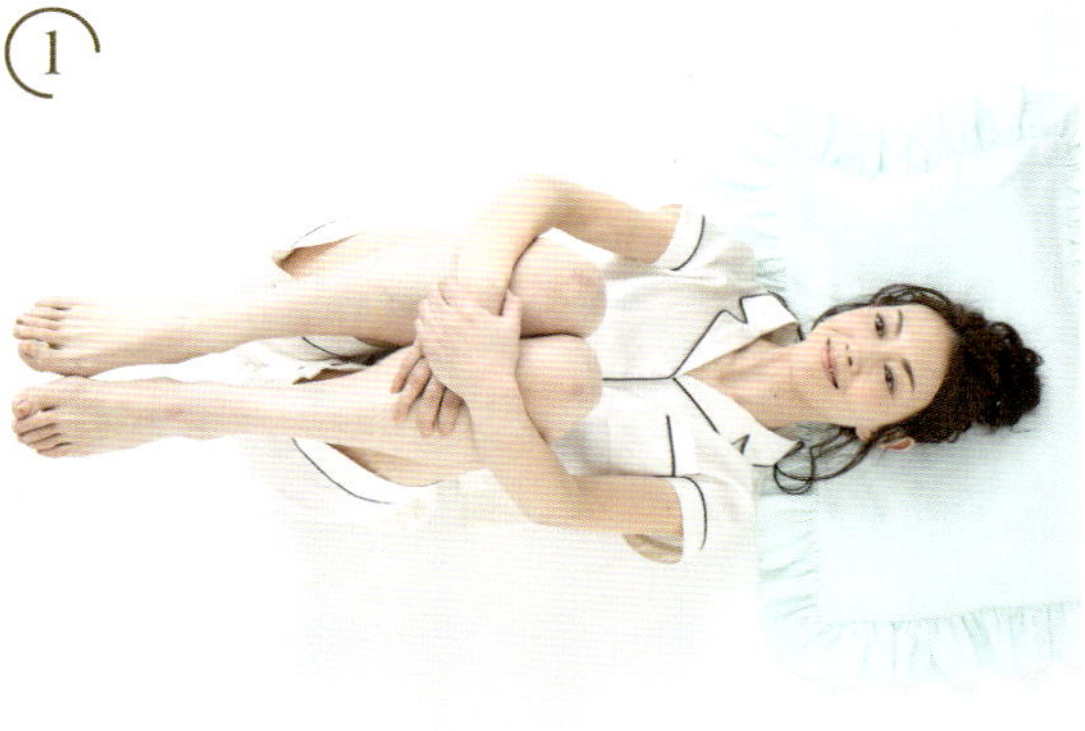

あおむけになり 両ヒザを抱える

ヒザを胸に引き寄せ 顔をヒザに近づけて ゆっくり10カウント

10秒数えおわったら、もとのあおむけに戻ります。
上級者はアゴをヒザにのせてください。

②

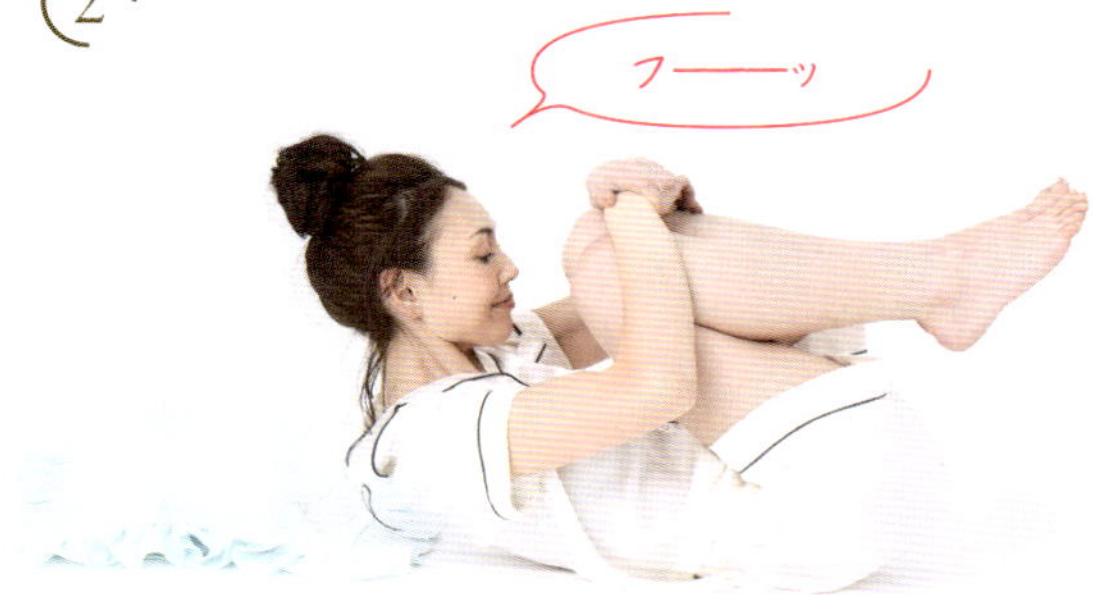

PM 11:50

心身の疲れを癒す

「全身“美”呼吸」でぐっすり快眠

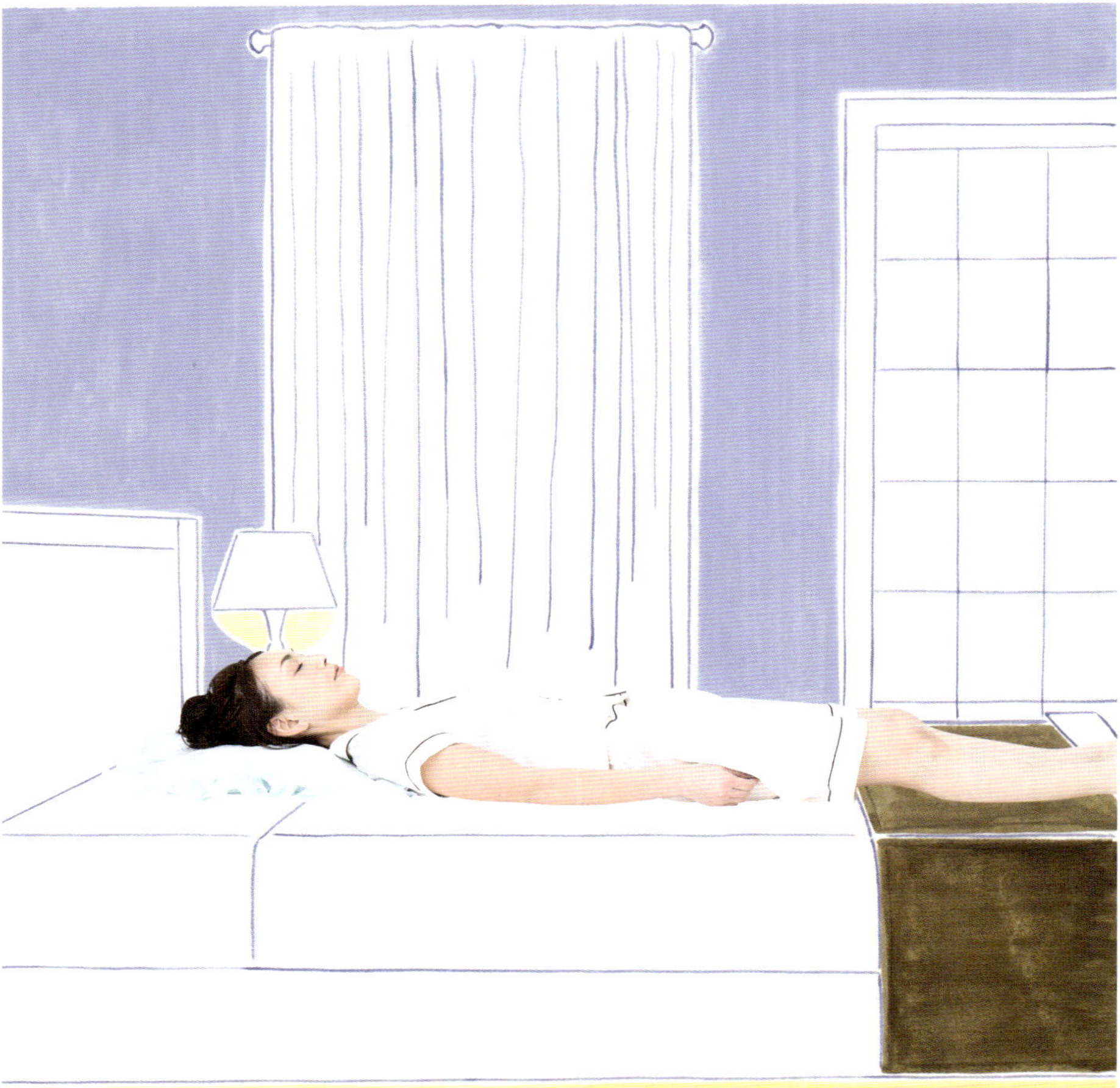

足裏のまんなかにある「勇泉《ゆうせん》」という疲労回復のツボから呼吸を入れて、頭までいっぱいに満たします。続けて手のひらのまんなかの「労宮《ろうきゅう》」のツボから１日の疲れが出ていくことをイメージしながら息を吐いていきます。

①

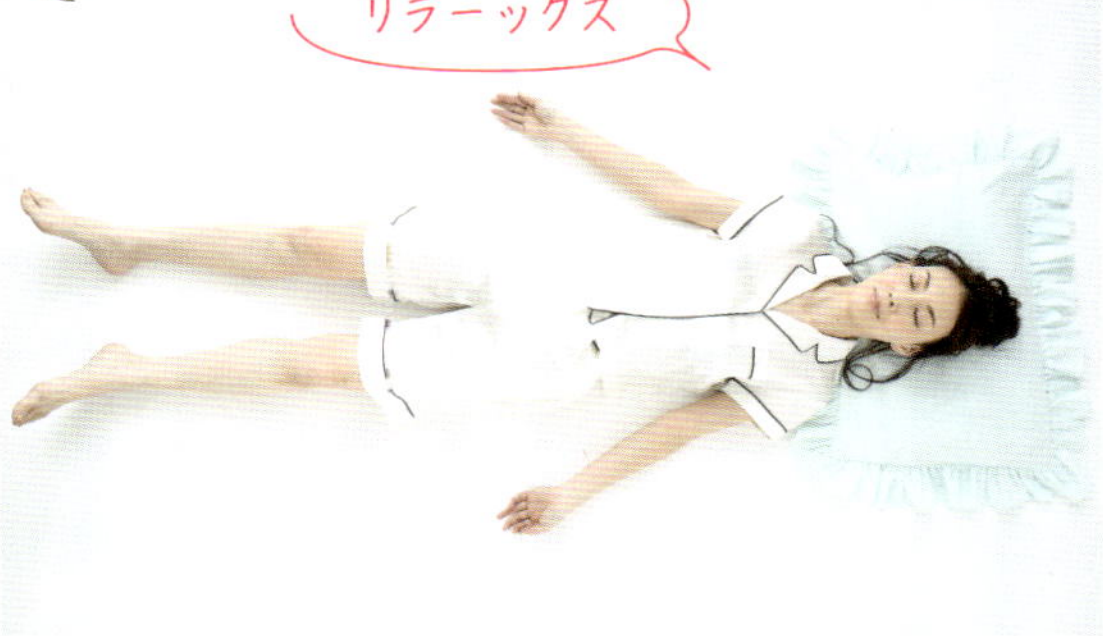

あおむけになり
手のひらは上に向け
からだの力を抜く

足裏から酸素が満ちて
手のひらから出ていく
イメージで深呼吸をする

ヒザ・股関節・おなか・胸・頭まで酸素を満たしていきます。

②

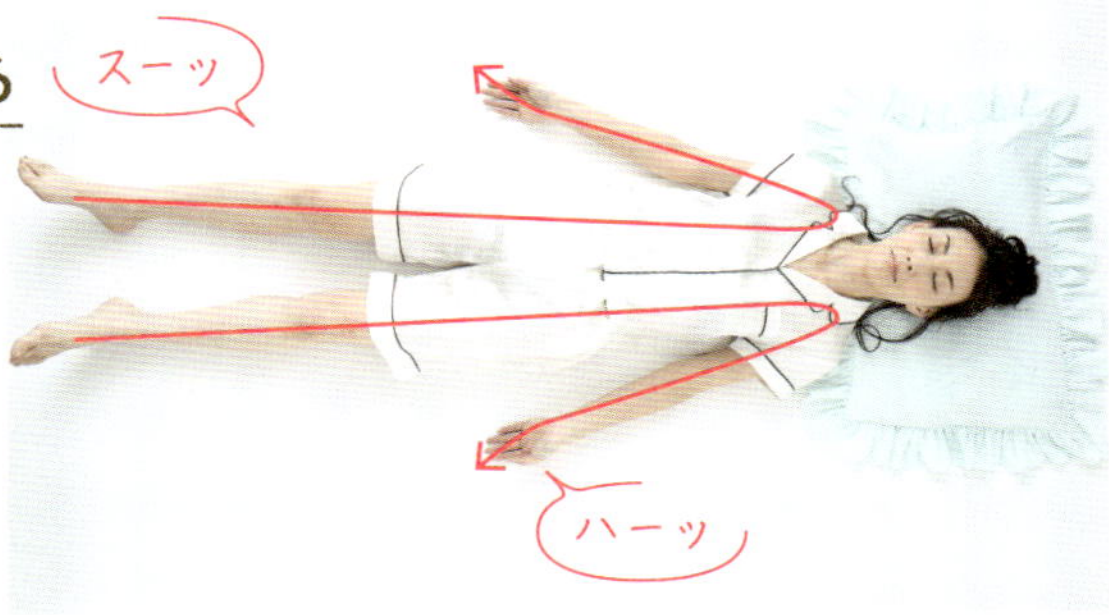

実践編

ハイヒールへの道

足のコンディションを整えたら、次は実践です。ハイヒールを履いておでかけしましょう。ヒールは、はじめは低めのものにして、徐々に高くしていくほうが安心です。

さぁ、ハイヒールを履きましょう！

私のヨガ教室の生徒さまから「どうしたら、ハイヒールで美しく歩けますか？」とよく聞かれます。歩くときに気をつけることは次の5つです。

ハイヒールで美しく歩くコツ

○膝を伸ばす

（膝の裏側を伸ばすイメージで）

○「ピッ！　ピッ！　ピッ！」と心のなかで、かけ声

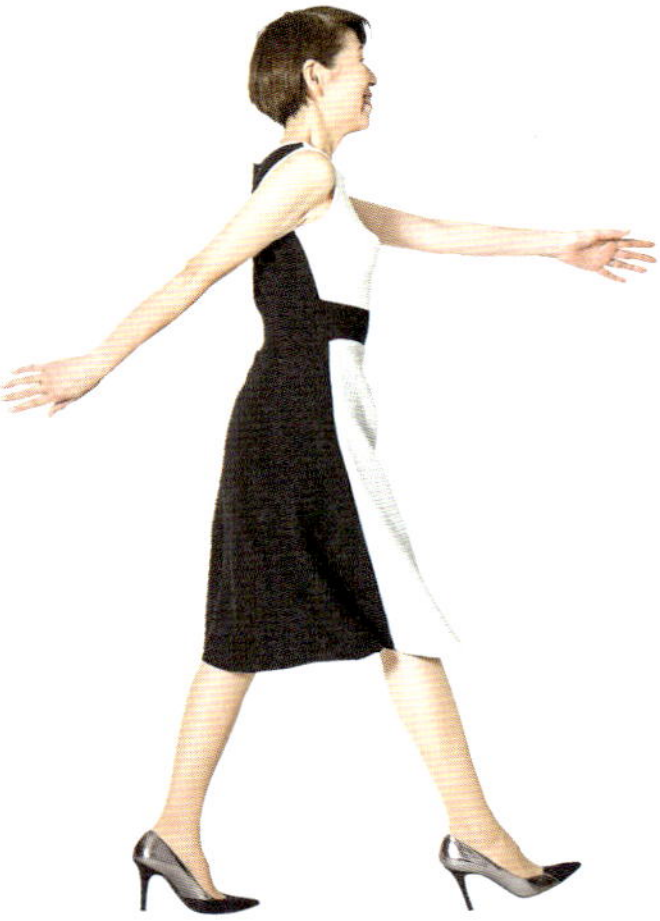

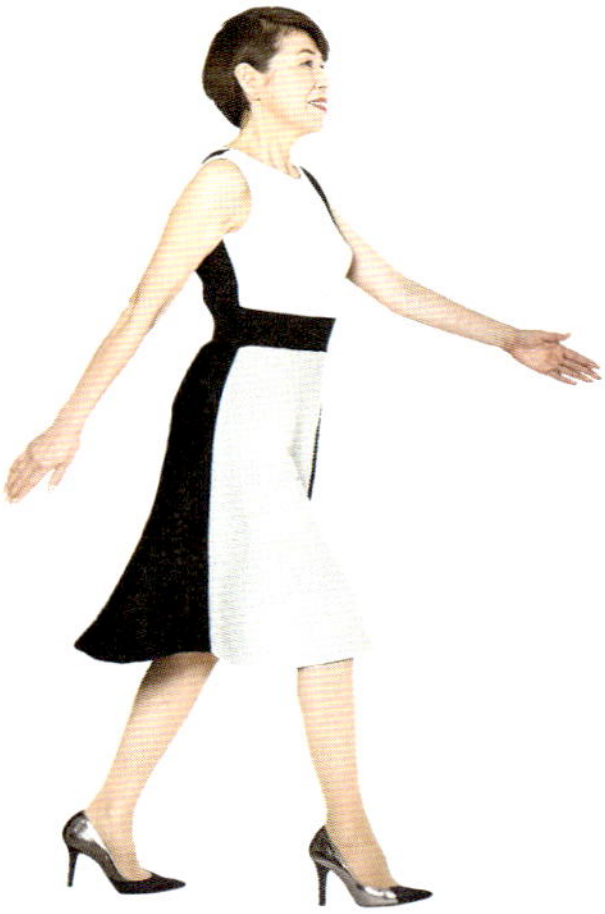

○**大股で歩く**
○**腕はうしろに振る**
○**足をしっかりと上げる**

この5つに気をつければ、颯爽とした美しい歩き方に見えます。「胸からが足」とイメージして、一歩ずつ大きく踏みだしましょう。

太モモの筋肉が縮んでいると足が上がらなくなります。

衰えている自覚がない方が多いのですが、美しく歩くために太モモの筋肉を伸ばすヨガ「ゆっくり前屈（P.78～）」「正座ヒザ上げ（P.80～）」「ベッドで正座（P.86～）」を習慣にしてください。

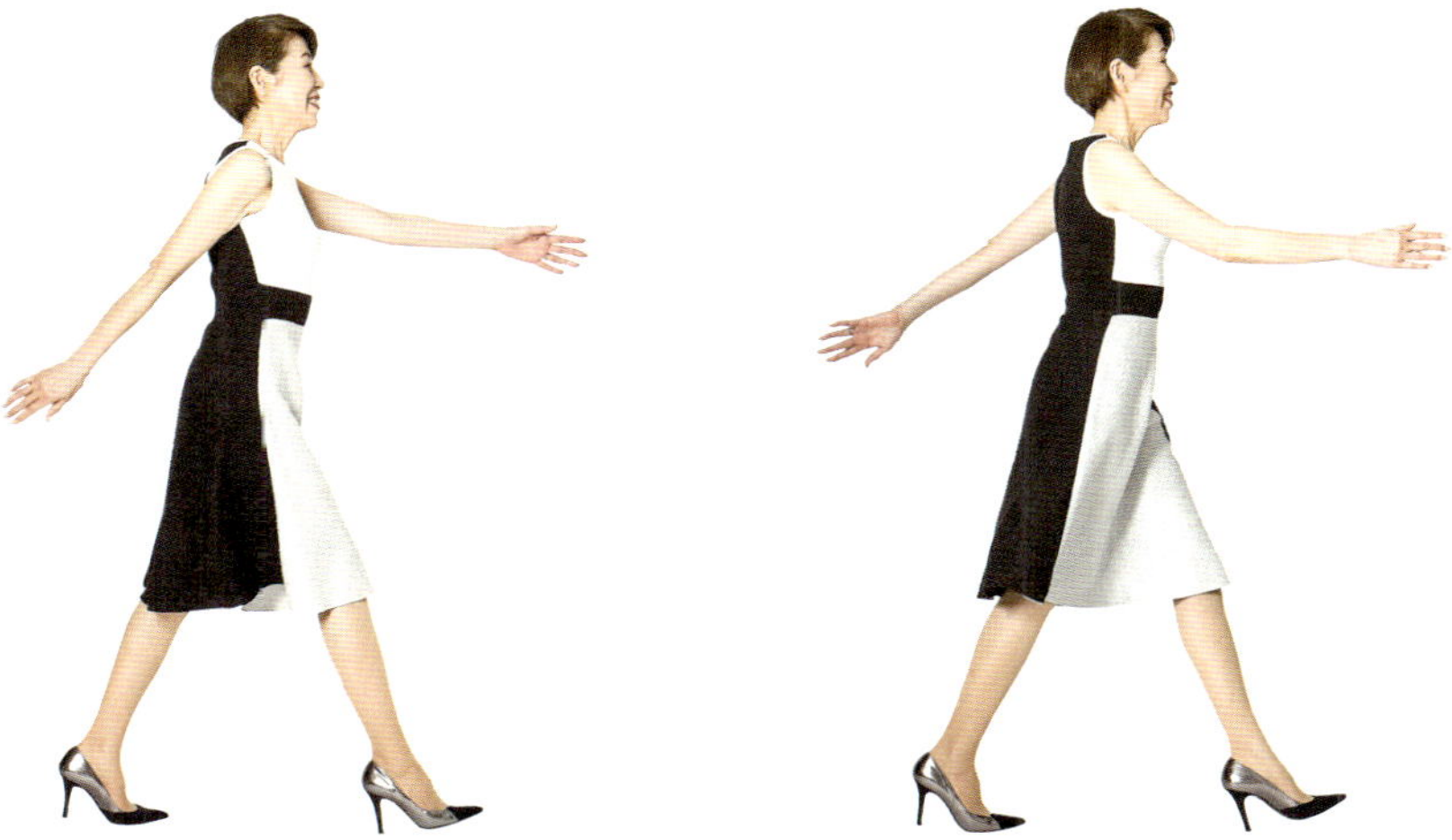

epilogue

今、この瞬間からあなたの未来が変わります

「年齢を重ねても美しく元気でいたい」「生涯現役でいたい」

そう願う方々が今すぐ実践できるよう、毎日の生活のなかに取り入れられるヨガをつくりました。年齢とともに衰えやすい筋肉を効果的に鍛え、ゆがみを解消し、シワ・たるみのないからだや顔を手に入れることができます。

最後に、ふたつお願いしたいことがあります。

ひとつは**「自分を嫌いになる呪文」を唱えるのをやめる**こと。

鏡を見ながら「このほうれい線、気になる」「おでこやみけんのシワ、ほんとにヤダ」「おなかのダルダル、なんとかならないかしら」など、つい口に出してしまうことはありませんか？

そんなひどいこと、自分以外の人には言わないですよね。自分には何を言っ

てもいいわけではありません。無意識に自分で自分を傷つけています。

心とからだはつながっています。意識的に笑顔をつくるようにしましょう。


そしてもうひとつ。**からだを大切にメンテナンス**してください。

あなたのからだは一生にひとつだけ。からだの「替え」はありません。

元気なからだを持っているのは当たり前じゃないということに、60代、70代になってはじめて気づく方が多いです。できれば、若いうちから対策をしていただきたいですが、私のヨガ教室の生徒さまのなかには、70代ではじめてヨガをやり、元気なからだを手に入れた方もいます。いつはじめても遅くはありません。「自分がやる」という気持ちが大切なのです。


20年後、30年後も自分を好きでいられるように、何歳になっても元気で美しくあるために、「生涯現役美容ヨガ」を毎日の習慣にしましょう。

未来の自分は、今、この瞬間からあなたの行動がつくり出すのです。

吉羽　咲貢好

生涯現役美容ヨガダイエット

発行日　2018年　4月15日　第1刷

Author　吉羽咲貢好

Book Designer　山谷吉立(ma-hgra)
Illustrator　わたなべ ろみ
Photographer　近澤幸司(吉羽咲貢好・川崎亜美 撮影)
小川孝行(体験者ビフォーアフター 撮影)
Model　川崎亜美(マドモアゼル)
Hair Making　菊地身季慧　Ricca
SAKUKO Produce　倉石友里子　窪山満里子(Office.K)

Publication　株式会社ディスカヴァー・トゥエンティワン
〒102-0093　東京都千代田区平河町2-16-1 平河町森タワー11F
TEL　03-3237-8321(代表)　FAX　03-3237-8323
http://www.d21.co.jp

Publisher　干場弓子
Editor　大山聡子＋木下智尋　編集協力:盆子原明美＋三輪真樹子(ミケハラ編集室)
Writer　豊原みな(As制作室)

Marketing Group
Staff　小田孝文　井筒浩　千葉潤子　飯田智樹　佐藤昌幸　谷口奈緒美　古矢薫　蛯原昇
安永智洋　鍋田匠伴　榊原僚　佐竹祐哉　廣内悠理　梅本翔太　田中姫菜　橋本莉奈　川島理
庄司知世　谷中卓　小木曽礼丈　越野志絵良　佐々木玲奈　高橋雛乃

Productive Group
Staff　藤田浩芳　千葉正幸　原典宏　林秀樹　三谷祐一
大竹朝子　堀部直人　林拓馬　塔下太朗　松石悠　渡辺基志

E-Business Group
Staff　松原史与志　中澤泰宏　西川なつか　伊東佑真　牧野類

Global & Public Relations Group
Staff　郭迪　田中亜紀　杉田彰子　倉田華　李瑋玲　連苑如

Operations & Accounting Group
Staff　山中麻吏　小関勝則　奥田千晶　小田木もも　池田望　福永友紀

Assistant Staff
俵敬子　町田加奈子　丸山香織　小林里美　井澤徳子　藤井多穂子　藤井かおり
葛目美枝子　伊藤香　常徳すみ　鈴木洋子　内山典子　石橋佐知子
伊藤由美　小川弘代　畑野衣見　森祐斗

Proofreader　大塚玲子
DTP　朝日メディアインターナショナル株式会社
Printing　シナノ印刷株式会社

ISBN978-4-7993-2253-6

衣装協力
(モデル着用衣装・ピローケース・食器)
Priv. Spoons Club 代官山本店
TEL：03-6452-5917
東京都渋谷区代官山町 3-13
http://www.privspoonsclub.com/